Eric Czotscher, Danja Hetjens

Yoga-Tools für Supermanager

Eric Czotscher, Danja Hetjens

Yoga-Tools für Supermanager

Damit Sie nichts mehr umwirft

Bibliografische Informationen Der Deutschen Nationalbibliothek
Die Deutsche Nationalbibliothek verzeichnet diese Publikation
in der Deutschen Nationalbibliografie; detaillierte bibliografische
Daten sind im Internet über http://dnb.d-nb.de abrufbar.

Eric Czotscher, Danja Hetjens
Yoga-Tools für Supermanager
Damit Sie nichts mehr umwirft

F.A.Z.-Institut für Management-,
Markt- und Medieninformationen GmbH
Mainzer Landstraße 199
60326 Frankfurt am Main
Geschäftsführung: Volker Sach und Dr. André Hülsbömer

Frankfurt am Main 2011

ISBN 978-3-89981-247-3

Frankfurter Allgemeine Buch

Copyright   F.A.Z.-Institut für Management-,
Markt- und Medieninformationen GmbH
60326 Frankfurt am Main

Gestaltung
Umschlag/Satz   Anja Desch
Coverbild   Karsten Schreurs, GROBI Grafik & Illustration
Illustrationen   Karsten Schreurs, GROBI Grafik & Illustration
Druck   CPI Moravia Books s.r.o., Brněnská 1024, CZ-691 23 Pohořelice

Printed in EU

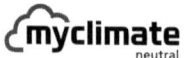

Inhalt

Sie sind Supermanager   7

Bevor Sie loslegen   9

Wenn die Arbeit Sie schon am Sonntagabend einholt   13
Gegen zu viel Grübeln und für einen guten Schlaf

Der Wecker klingelt, aber Sie haben keine Lust aufzustehen   27
Was gegen Antriebslosigkeit hilft

Wenn keine guten Ideen kommen wollen   39
Kleine Tricks für mehr Kreativität und bessere Konzentration

Ärger mit Kunden, Kollegen oder Mitarbeitern   47
Wie Sie sich von negativen Gefühlen befreien

Bei Unentschlossenheit und für mehr Entscheidungsfreude   57
Was bei gedanklichen Sackgassen hilft

Geschäftsreisen   71
Tipps für Flüge oder lange Fahrten im Auto und Zug

Zwischen Business Lunch und Fastfood   79
Verdauungs- und Ernährungstipps für ein gutes Bauchgefühl

Wenn es richtig stressig wird   85
Was Sie für die innere Ausgeglichenheit tun können

Zu lange am Computer gearbeitet   101
Was gegen müde Augen und den berüchtigten Mausarm hilft

Vorträge und Präsentationen   107
Wirksame Tools gegen Lampenfieber

Nach einer harten Woche   111
Übungen gegen Verspannungen, Kopf-, Schulter-
und Rückenschmerzen

Der ultimative Kick   127
Wie Sie Ihr Immunsystem stärken

Das Rundum-Paket   137
Wie Sie Ihren gesamten Körper vitalisieren

Qualitätsmanagement   141
Wie Sie aus dem Übungsprogramm das Beste
für sich herausholen

Corporate Identity   145
Wie Sie mit Meditation eingefahrene Verhaltensweisen
langfristig ändern und Ihren Ruhepol finden

Herkunft und Geschichte des Yoga   165

Ideen zum Weiterüben   172

Ideen zum Weiterlesen   176

Kleines Sanskritwörterbuch   181

Die Autoren   182

Sie sind Supermanager

Wer, wenn nicht Sie? Jeden Tag kämpfen Sie für Ihren Erfolg und den Erfolg Ihrer Arbeit. Oft müssen Sie an mehreren Stellen gleichzeitig sein, um Brände zu löschen, Entscheidungen zu treffen, Kollegen zu motivieren und Ziele zu erreichen. Sie sind im Büro, Sie sind unterwegs. Sie sind im Internet und Sie sind zu Hause. Von einem Meeting zum nächsten, von einem Kunden zum anderen. Sie haben alles im Kopf und können in die Zukunft sehen. Sie sind kreativ, konstruktiv und kooperativ, effektiv, effizient und erfolgreich. Kurz: Sie leisten Übernatürliches.

Vor allem sitzen Sie lange, und Sie sitzen viel – am Schreibtisch, im Konferenzraum, im Flugzeug, im Auto und in der Bahn, im Restaurant und zu Hause. Und dann macht es sich langsam bemerkbar: der verspannte Nacken, das Gefühl, ausgepowert zu sein, und der Ärger mit dem Kunden, der einen noch am Feierabend beschäftigt. Statt durch Wände hindurch, haben Sie eher das Gefühl, die Wände hochgehen zu müssen.

Sie haben Superkräfte

Als Supermanager und Supermanagerin haben Sie ein unerschöpfliches Depot an Superkräften – Sie müssen diese nur mobilisieren. Wie das geht, hat der Inder Patanjali vor 2.000 Jahren in seiner Yoga-Sutra aufgeschrieben: mit Körper- und Atemübungen, mit Konzentration und Meditation. Bis heute wurden die Yoga-Techniken immer weiter verfeinert. Deshalb steht uns nun ein gut sortierter Werkzeugkasten zur Verfügung, der für jede Herausforderung und für jede Blockade, die das heutige Berufsleben mit sich bringt, das passende Tool enthält.

Sie mobilisieren Superenergie

Supermanager zeigt Ihnen, wie Sie selbst Supermanager bleiben oder zum Supermanager werden. Mit dem richtigen Tool zur richtigen Zeit – individuell zugeschnitten auf Ihre Situation. Für mehr Energie, mehr Stärke und mehr Gelassenheit. *Supermanager* macht die Übungen für Sie vor und *Der fliegende Guru* wird Ihnen dabei mit hilfreichen Ratschlägen zur Seite stehen und Sie motivieren, wenn es doch mal anstrengend werden sollte. Neben den einzelnen Übungen geht es im zweiten Teil um Mediation.

Dies ist ein Buch der Taten – und nicht der langen Worte. Probieren Sie die Tools einfach aus und spüren Sie selbst, wie bereits ein kleine Dosis Yoga Ihre Kräfte mobilisiert.

Viel Erfolg beim Üben.

Bevor Sie loslegen

Sie dürfen sich entspannen: Bei den „Yoga-Tools für Supermanager" geht es nicht darum, wer tiefer in die Vorwärtsbeuge kommt, den Lotussitz beherrscht oder die „Heuschrecke" ohne Zittern in den Armen und Beinen halten kann.

Beim Yoga geht es ganz allein um Sie. Wettbewerbsdenken, wie es vermutlich Ihren normalen Berufsalltag prägt, hat hier keinen Platz. Ellenbogenmentalität? Gehört nicht hierher. Entspannend, oder? Beim Yoga geht es darum, den eigenen Körper und seine Möglichkeiten wahrzunehmen und in diesem Rahmen neue Körperhaltungen (Asanas) zu üben. Übertriebener Ehrgeiz ist hierfür eher hinderlich. Wenn Sie allerdings regelmäßig üben, werden Sie erstaunt sein, wie schnell Sie Wirkungen erzielen und sich Fortschritte einstellen werden.

Yoga ist eine ganzheitliche Übungsweise – jede Asana wirkt umfassend auf Ihren Körper, Ihre Gefühle und Ihr Denken. Das gesamte System wird zu Veränderungen angeregt. Sie können mit jeder Asana beginnen, doch wir empfehlen Ihnen, auf Ihre speziellen Bedürfnisse zu hören und mit den Übungen zu starten, die besonders gut zu Ihrer Lebenssituation, Ihren Herausforderungen oder Ihrer Symptomatik passen. Um die für Sie geeigneten Asanas herauszufinden, können Sie auf Supermanagers Werkzeugkasten zurückgreifen. Wir haben für Sie einzelne Tools für bestimmte Anforderungen zusammengestellt, mit denen wir und andere Yoga-Übende nachhaltig gute Erfahrungen gemacht haben. Üben Sie lieber ein oder zwei Asanas konzentriert, mit längerem Halten und regelmäßig, als durch eine Sequenz mit vielen Positionen zu rauschen. Sicherlich ist eine komplette Asana-Reihe, regelmäßig geübt, besonders wirkungsvoll – doch wer hat dafür schon die Zeit? Yoga sollte Ihnen nicht deshalb verschlossen sein, weil Sie für einen intensiven Weg zu beschäftigt sind.

Das Buch eignet sich für Anfänger und Geübte. Auch Fort-geschrittene finden darin viele Anregungen – insbesondere durch die übersichtliche Zuordnung der Yoga-Tools zu einzel-nen Lösungsfeldern.

Und Sie können (fast) sofort anfangen. Das Einzige, was Sie brauchen, ist bequeme Kleidung und eine rutschfeste Yoga-Matte – und für zahlreiche Übungen, die wir Ihnen in diesem Buch vorstellen, noch nicht einmal diese.

Bevor Sie nun loslegen, sind vorab einige Punkte zu beachten.

Rücksprache mit dem Arzt bei gesundheitlichen Problemen

Bei vielen Yoga-Übungen wird die Wirbelsäule gestreckt, gedehnt, gebeugt. Sollten Sie bereits akute Rückenprobleme haben, konsultieren Sie bitte vorab Ihren Arzt. Auch bei Blut-hochdruck, nach Operationen, Entzündungen im Bauchraum, Knieproblemen oder bei Frauen während der Schwangerschaft empfehlen wir Ihnen, mit Ihrem Arzt Rücksprache zu halten. Bei den einzelnen Asanas haben wir die wichtigsten Gegenanzeigen beschrieben. Doch das kann nicht den Rat des Arztes ersetzen.

Wann ist die beste Zeit für Yoga?

Wir empfehlen Ihnen, die Yoga-Übungen nach Ihren Be-dürfnissen oder nach Ihrem Biorhythmus in Ihren Alltag zu integrieren. Die jeweiligen Asanas sollten Sie mehr als einmal durchführen (wie in der Naturmedizin tritt die Wirkung eher langsam ein). Dann eignen sich nach der Yoga-Tradition der frühe Morgen oder der frühe Abend am besten. Ein wichtiger Hinweis: Üben Sie keine Umkehrstellungen und Rückwärtsbeu-gen vor dem Schlafengehen: Sie würden danach erst einmal hellwach sein.

Kein Yoga mit vollem Magen

Ihre letzte Mahlzeit sollte mindestens zwei Stunden zurückliegen – bei einem üppigen Essen mindestens drei Stunden –,
bevor Sie Yoga praktizieren. Essen danach ist kein Problem.

Wie oft sollte Yoga praktiziert werden?

Sie ahnen die Antwort: Am besten täglich. Aber das ist – zumindest am Anfang – für die meisten Berufstätigen schwierig
umzusetzen. Denn Zeit ist immer knapp. Es kommt gar nicht
darauf an, Yoga so lange wie möglich zu praktizieren. Versuchen Sie aber, Ihre Asanas regelmäßig zu üben und Yoga in
Ihren Alltag zu integrieren. Und wenn es nur fünf Minuten am
Tag sind (ja – genau!). Viele der Übungen, die wir Ihnen in
diesem Buch vorstellen, sind auch gut für das Büro geeignet.

Motivation

Nicht jede Asana wird jeden Tag gleich gut klappen. Das ist
normal. Zwingen Sie sich zu nichts, loten Sie Ihre Grenzen aus
und akzeptieren Sie, dass Ihr Körper Ihnen diese Grenzen
aufzeigt. Mit ein bisschen Übung werden Sie spüren, was Ihnen
guttut.

Bei herausfordernden Positionen hilft die Visualisierung.
Denken Sie nicht: Das schaffe ich doch nie. Versuchen Sie
stattdessen, sich selbst in einer bestimmten Position vorzu-
stellen. Die Effekte werden Sie spüren. Denn auch wenn Sie die
„perfekte" Pose nicht erreichen, erzielen Sie schon große Effekte, wenn Sie versuchen, in die Asana zu kommen. Sie sollten
allerdings darauf achten, die Übungen so genau wie möglich
auszuführen.

Was hat das Atmen mit Yoga zu tun?

Nehmen Sie sich die Zeit, während Ihrer Asana auf Ihren Atem zu achten. Allein schon die Konzentration auf den eigenen Atem kann beruhigen oder Stress reduzieren. Atmen Sie während der Übungen bewusst und ruhig. Und atmen Sie, wenn nichts anderes angegeben ist, immer durch die Nase. Ein Tipp für Fortgeschrittene: Die beschriebenen Effekte der Asanas verstärken sich, wenn Sie die einzelnen Atemphasen verlängern. Das sollten Sie gerade bei längerer Yoga-Praxis im Hinterkopf behalten.

Los geht's

Lang genug geredet: Sie dürfen endlich loslegen. Blättern Sie um.

Wenn die Arbeit Sie schon am Sonntagabend einholt

Gegen zu viel Grübeln und für einen guten Schlaf

Sonntag
(abends)

Die Gedanken sind schon wieder bei der Arbeit. „Ganz schöner enger Zeitplan, hoffentlich klappt das auch alles. Was muss morgen früh als Erstes erledigt werden? Ärgerlich, wie das vergangene Woche bei der Präsentation gelaufen ist ..." Und so geht es in einem fort, bis man um Mitternacht hellwach im Bett liegt. An Schlaf ist nicht zu denken. Oder doch?

Was macht Supermanager?

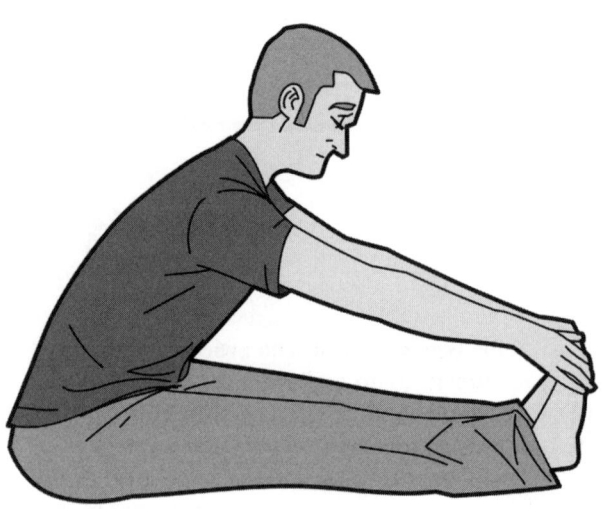

Gegen zu viel Grübeln und für einen guten Schlaf

Vorwärtsbeuge im Sitzen

(Paschimottanasana)

In fünf Schritten in die Asana

1. Setzen Sie sich mit ausgestreckten, geschlossenen Beinen auf den Boden. Ziehen Sie die Zehen zum Körper.

2. Richten Sie die Wirbelsäule auf. Um eine gerade Haltung zu unterstützen, können Sie sich mit gestreckten Armen vom Boden abstützen und gleichzeitig die Schultern von den Ohren wegdrücken.

3. Atmen Sie ein und strecken Sie die Arme gerade nach oben, die Handflächen zeigen dabei zueinander.

4. Atmen Sie aus, beugen Sie sich dabei vorsichtig mit geradem Rücken nach vorne und versuchen Sie, die Oberschenkel, die Waden oder die Füße zu greifen – je nachdem, wie gelenkig Sie sind.

5. Lassen Sie mit geradem Rücken das Kinn sanft in Richtung Knie sinken.

Zurück aus der Asana

Heben Sie zuerst langsam den Kopf, danach die Arme und kommen Sie, während Sie einatmen, mit geradem Rücken wieder in die Sitzposition. Senken Sie mit dem Ausatmen die Arme.

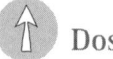

Dos

- Drücken Sie die Fersen und die Sitzhöcker in den Boden.
- Beugen Sie sich aus der Hüfte heraus.
- Halten Sie den Rücken möglichst gerade.

Don'ts

- Versuchen Sie nicht, sich mit Gewalt so weit wie möglich nach unten zu drücken.
- Nicht aus der Taille heraus vorbeugen.
- Beugen Sie nicht die Knie.
- Nicht üben bei akuten Rückenproblemen.

Der fliegende Guru

Die Vorwärtsbeuge hat eine beruhigende Wirkung und ist eine gute Einschlafhilfe. Es spielt dabei keine Rolle, wie weit Sie mit den Händen nach vorne greifen können. Die meisten Leute, die im Beruf viel sitzen, sind gerade im unteren Lendenbereich sehr unbeweglich. Falscher Ehrgeiz wäre hier nur kontraproduktiv. Versuchen Sie jedoch, mit jeder Ausatmung ein bisschen tiefer in die Position zu gehen, und spüren Sie dabei die Spannung in der Rückseite der Beine.

Für Ihre Wirbelsäule ist die Vorwärtsbeuge eine Wohltat, da diese Wirbel für Wirbel gestreckt wird. Das ermöglicht einen besseren Energiefluss in der Wirbelsäule und den Nervenkanälen. Und Sie werden gerade bei dieser Asana, wenn Sie sie regelmäßig ausführen, schon bald merken, dass Ihre Wirbelsäule beweglicher wird.

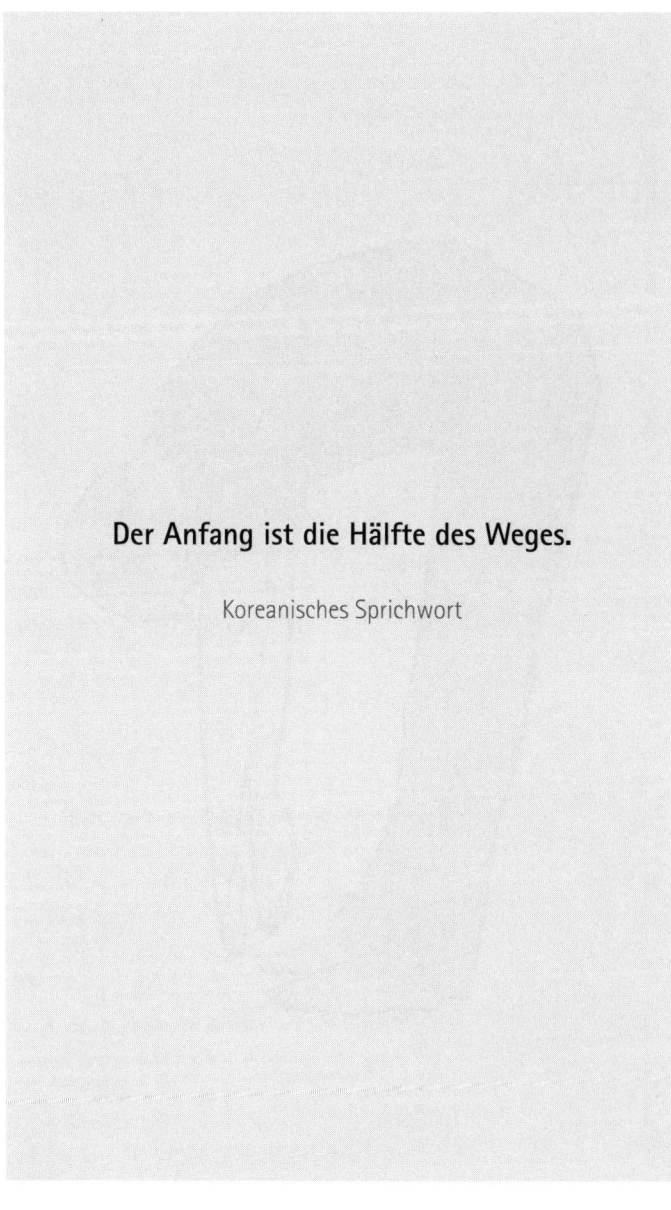

Der Anfang ist die Hälfte des Weges.

Koreanisches Sprichwort

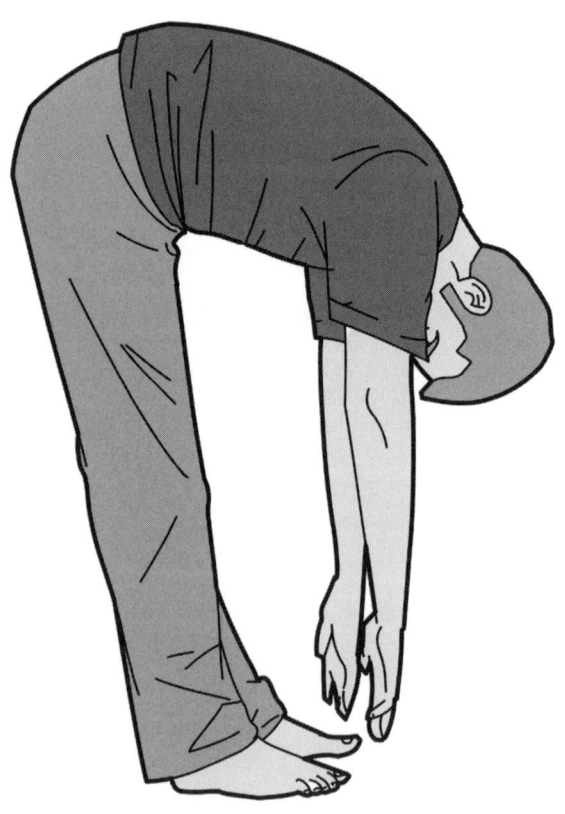

Gegen zu viel Grübeln und für einen guten Schlaf

Vorwärtsbeuge im Stehen

(Uttanasana)

In fünf Schritten in die Asana

1. Stellen Sie sich mit geschlossenen Beinen aufrecht hin.

2. Mit der nächsten Einatmung heben Sie die Arme gerade nach oben und strecken Sie den Oberkörper und die Fingerspitzen Richtung Decke.

3. Beugen Sie nun mit der nächsten Einatmung aus der Hüfte heraus den Oberkörper mit geradem Rücken nach vorne, die Arme sind nach vorne gestreckt.

4. Beugen Sie sich anschließend so weit wie möglich nach unten und lassen Sie die Arme gestreckt nach unten sinken.

5. Entspannen Sie in dieser Position und versuchen Sie, mit jeder Ausatmung noch ein wenig tiefer in die Stellung zu gehen. Wenn möglich, stützen Sie sich mit den Fingerspitzen auf dem Boden ab.

Zurück aus der Asana

Heben Sie mit der Einatmung vorsichtig und langsam den Oberkörper und richten Sie sich mit gestreckten Armen aus der Hüfte heraus Wirbel für Wirbel auf. Senken Sie mit der Ausatmung die Arme.

Dos

- Beugen Sie sich aus der Hüfte heraus.
- Wenn Sie die Oberschenkelmuskeln anspannen, wird es Ihnen noch leichter fallen, nicht zu verkrampfen und in die Vorwärtsbeuge zu gehen.
- Lassen Sie den Kopf locker hängen.

 Don'ts

- Versuchen Sie nicht mit Gewalt, mit den Händen den Boden zu berühren – Sie werden sich sonst nur eine Zerrung in den Beinen holen.
- Nicht üben bei akuten Rückenproblemen, Bluthochdruck oder erhöhtem Augeninnendruck.

Der fliegende Guru

Diese Asana eignet sich sehr gut bei (Ein-)Schlafproblemen, da sie beruhigt und negative Gedanken vertreibt. Für eine bessere Wirkung sollten Sie mindestens zwei Minuten in der Asana verbleiben.

Wie auch bei der Vorbeuge im Sitzen ist es bei dieser Asana nicht wichtig, wie weit Sie mit den Händen nach unten kommen oder ob Sie gar mit der Stirn die Knie berühren können (diese Asana wird auch Kniekuss genannt). Versuchen Sie, mit jeder Einatmung noch ein wenig tiefer in die Vorbeuge zu gehen, und loten Sie Ihre Grenze aus.

Verzagen Sie nicht, wenn Sie mit den Händen gerade mal bis zur Kniehöhe kommen, das geht vor allem vielen Männern so, erst recht, wenn sie die meiste Zeit im Beruf im Sitzen verbringen. Denn das führt oft zu verkürzten Oberschenkelmuskeln. Betrachten Sie diese Übung daher auch als Beinarbeit.

Insidertipp

Sollten Sie zu den Leuten gehören, die vor dem Schlafengehen duschen: Diese Übung lässt sich wunderbar auch unter der Dusche ausführen. Und Sie werden merken: Aufgrund des warmen Wassers wird die Vorbeuge gleich viel geschmeidiger.

Aber bitte nicht ausrutschen.

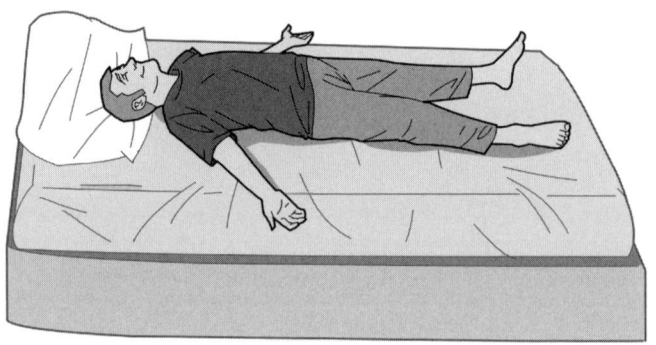

Gegen zu viel Grübeln und für einen guten Schlaf

Totenstellung

(Shavasana)

In fünf Schritten in die Asana

1. Legen Sie sich auf den Rücken – auf eine Matte oder einfach im Bett.

2. Die Arme liegen leicht gespreizt mit den Handrücken nach unten auf dem Boden. Öffnen Sie die Beine etwa hüftbreit und lassen Sie die Füße nach außen fallen.

3. Schließen Sie die Augen. Der Kopf liegt entspannt, gerade oder leicht nach links oder rechts geneigt – so, wie es für Sie am angenehmsten ist.

4. Entspannen Sie nun alle Ihre Muskeln. Gehen Sie dabei gedanklich durch den gesamten Körper: Beine, Füße, Arme, Hände, Bauch, Rücken, Nacken, auch der Kiefer und die Stirn.

5. Lenken Sie nun Ihre Aufmerksamkeit auf Ihren Atem und atmen Sie tief durch die Nase ein und aus, tief ein und aus. Spüren Sie, wie sich bei jedem Ausatmen der Körper und der Geist mehr entspannen.

Zurück aus der Asana

In diesem speziellen Fall erübrigt sich der Hinweis hoffentlich, da die Entspannung, die Sie durch die Übung erzielt haben, Ihnen beim Einschlafen hilft. Siehe aber auch den Hinweis auf Seite 26.

Dos

- Damit die Entspannung besser gelingt, kann es hilfreich sein, in der Rückenlage zunächst den gesamten Körper bewusst anzuspannen: Beine, Füße, Arme, Hände, Bauch, Rücken, Nacken und das gesamte Gesicht, als hätten Sie in eine Zitrone gebissen. Dann abrupt wieder loslassen.
- Sollten Sie Schmerzen im unteren Rücken verspüren, legen Sie ein Kissen unter Ihre Waden.

 Don'ts

- Nicht von den Gedanken beherrschen lassen.
- Akzeptieren Sie zwar, dass Gedanken kommen, aber halten Sie diese nicht fest.

Der fliegende Guru

Hm, werden Sie vielleicht sagen, das ist doch eine der leichtesten Übungen, das soll eine Asana sein? Meist ein Irrtum, denn die korrekt ausgeführte Shavasana-Haltung ist eine der schwierigsten, aber auch wichtigsten Übungen überhaupt.

Die im Deutschen leicht makaber klingende Übersetzung Leichen- oder Totenstellung drückt das Ziel jedoch gut aus: Denn bei dieser Übung kommt es nicht nur darauf an, den Körper völlig zu entspannen, sondern auch den Geist.

Daher ist Shavasana ein sehr wirksames Hilfsmittel gegen Stress und hilft auch bei Einschlafproblemen.

Atembeobachtung

Meist ist es leichter gesagt als getan, die Gedanken ziehen zu lassen und einfach zu entspannen. Gerade nachts erscheint es manchmal unmöglich, die anstehenden Aufgaben und Probleme lösen zu können.

Sollte sich nun im Shavasana die erhoffte Entspannung nicht einstellen und die Gedanken Sie weiterhin beherrschen, lenken Sie Ihre Gedanken doch einmal auf Ihren Atem. Setzen Sie sich dazu am besten hin.

Atmen Sie ganz bewusst und tief ein und spüren Sie, wie sich die Bauchdecke hebt. Und dann atmen Sie vollständig aus und nehmen wahr, wie sich die Bauchdecke wieder senkt. Atmen Sie weiter bewusst ein, nehmen Sie die Pause wahr, die vor dem Ausatmen liegt, und die Pause, bevor Sie wieder einatmen.

Versuchen Sie, das eigene Atmen nicht zu beeinflussen, sondern einfach nur zu beobachten. Und stellen Sie sich vor, wie bei jedem Ausatmen der Körper wieder etwas mehr entspannt.

Sollten die Gedanken wieder überhand nehmen, dann lenken Sie Ihre Aufmerksamkeit erneut auf das eigene Atmen zurück.

Wenn Sie die Totenstellung nicht als Einschlafhilfe, sondern zur Entspannung nutzen möchten

Die Totenstellung bildet in der Regel das Ende einer angeleiteten Stunde im Yoga-Studio. Allerdings wollen Sie dann nicht auf der Yoga-Matte einschlafen und die Nacht im Studio verbringen.

Um wieder aus dieser Haltung zu kommen, bewegen Sie zunächst die Finger und Zehen, danach die Füße und Hände, die Arme und Beine.

Räkeln und strecken Sie sich und spüren Sie nach, wie Stress und Anspannungen nachgelassen haben.

Drehen Sie sich auf die rechte Seite und kommen Sie anschließend in eine Sitz- oder Standhaltung.

Der Wecker klingelt, aber Sie haben keine Lust aufzustehen

Was gegen Antriebslosigkeit hilft

Montag
(morgens)

Ein klassischer Wochenbeginn. Die Nacht von Sonntag auf Montag war gefühlt viel zu kurz, der Schlaf eher unruhig. Und nun klingelt schon wieder erbarmungslos der Wecker. Am liebsten würde man sich jetzt einfach noch mal umdrehen und weiterschlafen ...

Was macht Supermanager?

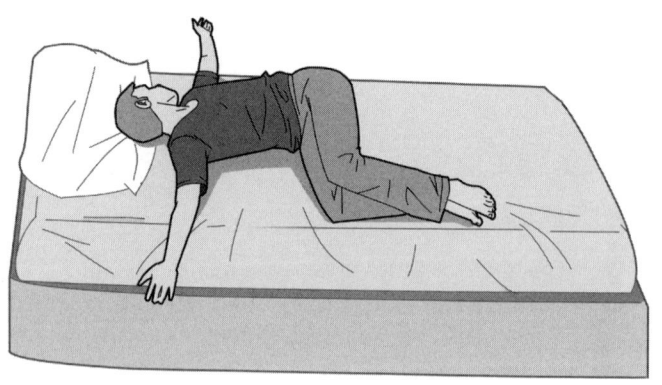

Was gegen Antriebslosigkeit hilft

Krokodil

(Nakrasana)

In fünf Schritten in die Asana

1. Legen Sie sich ausgestreckt – gerne noch im Bett – auf den Rücken.

2. Strecken Sie beide Arme gerade in Schulterhöhe zur Seite aus.

3. Winkeln Sie nun beide Beine an und stellen Sie die Füße auf.

4. Mit der nächsten Ausatmung senken Sie beide Knie so weit wie möglich nach links und drehen den Kopf sanft nach rechts. Die Schultern bleiben dabei auf der Matratze.

5. Atmen Sie in dieser Stellung ein paar Mal ein und aus.

Zurück aus der Asana

Bringen Sie Beine und Kopf mit dem Einatmen wieder zur Mitte zurück.

Wiederholen Sie die Übung auf der anderen Seite.

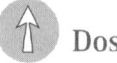 **Dos**

- Führen Sie die Bewegung sanft und langsam aus.
- Spüren Sie die Drehung in der Wirbelsäule.

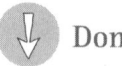 **Don'ts**

- Heben Sie die Schultern nicht vom Boden bzw. der Matratze.
- Nicht üben bei akuten Beschwerden im unteren Rücken.

Der fliegende Guru

Das Krokodil ist ein hilfreiches Tool gegen Antriebslosigkeit, da es auf sanfte Weise die Lebensgeister weckt. Die Blutzirkulation und auch die Nierentätigkeit werden angeregt.

Zudem hilft das Krokodil bei Haltungsschäden oder Rückenproblemen, indem die Wirbelsäule gestreckt und gedehnt wird.

Es gibt verschiedene Varianten des Krokodils. Die hier vorgestellte ist eine der einfacheren, aber deswegen nicht weniger effektiven. Sollten Sie den Drang verspüren, die Wirbelsäule noch stärker zu dehnen, können Sie auch ein Bein auf dem Boden gestreckt lassen, den Fuß des angewinkelten Beines daneben an die Innenseite stellen und das Knie über das gestreckte Bein möglichst nah zum Boden beugen. Der Kopf dreht dabei in die entgegengesetzte Richtung. Sie werden merken, dass es bei dieser Variante viel schwerer fällt, mit den Schultern am Boden zu bleiben. Die Wirbelsäule wird hierbei noch stärker gedehnt.

Was gegen Antriebslosigkeit hilft

Wenn Sie morgens aufwachen und keine rechte Lust und Energie verspüren, helfen bereits sanfte Bewegungen, um den Kreislauf in Schwung zu bringen.

Fangen Sie schon, während Sie noch im Bett liegen, langsam an, indem Sie einfach die Hände und Füße leicht dehnen und drehen. Dann strecken und recken Sie Arme und Beine, den ganzen Körper. Auch ausgiebiges Gähnen hilft.

Wenn Sie spüren, dass die Energie in Fluss kommt, sollten Sie aufstehen.

Wenn Ihnen das nach dem Aufstehen immer noch nicht reicht, können Sie die Intensität der Bewegungen steigern, bis hin zu fordernden Stehhaltungen oder Rückwärtsbeugen, die als besonders anregend gelten, wie beispielsweise die Kobra oder die Heuschrecke auf den folgenden Seiten.

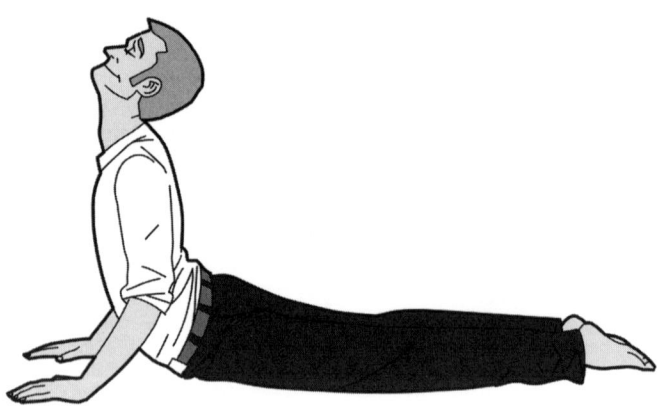

Was gegen Antriebslosigkeit hilft

Kobra

(Bhujangasana)

In fünf Schritten in die Asana

1. Legen Sie sich mit geschlossenen Beinen auf den Bauch, die Zehen sind nach hinten gestreckt.

2. Die Stirn – oder bei Brillenträgern bequemer: das Kinn – berührt den Boden.

3. Stützen Sie die Hände in Brusthöhe auf, die angewinkelten Arme sind dabei nahe am Körper, die Ellenbogen zeigen Richtung Decke.

4. Mit der nächsten Einatmung heben Sie nun langsam die Stirn, ziehen Sie die Schultern nach hinten, richten Sie den Oberkörper und zum Schluss den Kopf auf. Achten Sie darauf, die Schultern und den Brustkorb dabei zu öffnen.

5. Stützen Sie sich mit gebeugten – wenn Sie etwas gelenkiger sind: mit gestreckten – Armen ab und atmen Sie ruhig weiter. Die Leisten bleiben dabei auf dem Boden.

Zurück aus der Asana

Senken Sie mit einer Ausatmung langsam den Bauch und den gesamten Oberkörper Wirbel für Wirbel wieder zurück auf die Matte. Legen Sie die Stirn bzw. das Kinn auf den Boden und bringen Sie die gestreckten Arme nah an den Körper.

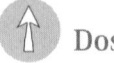 **Dos**

- Öffnen Sie den Brustkorb.
- Ein kleiner Trick, um den Brustkörper besser zu öffnen: Ziehen Sie die Schulter, bevor Sie sich aufrichten, Richtung Ohren und rollen Sie dann die Schulter erst nach hinten und dann nach unten, bevor Sie den Oberkörper heben.
- Etwas leichter fällt die Übung, wenn Sie die Hände nicht in Brust-, sondern in Schulterhöhe platzieren.
- Lassen Sie die Fußrücken bei der gesamten Übung auf dem Boden und die Beine gestreckt – sie sind die Versicherung für den unteren Rücken.
- Heben Sie den Oberkörper möglichst nur mit Hilfe der Rücken- und Bauchmuskulatur. Die Arme dienen lediglich zur Unterstützung der Übung, sie sollten nicht das ganze Körpergewicht tragen. Wenn Sie die Asana häufiger ausgeführt haben, können Sie die Hände sogar ganz vom Boden lösen.

 Don'ts

- Nicht die Schulter Richtung Ohren ziehen.
- Überdehnen Sie nicht den Rücken. Sollten Sie Schmerzen im unteren Rücken verspüren, beugen Sie die Arme etwas stärker.
- Nicht das ganze Körpergewicht auf die Arme stützen.
- Nicht die Ellenbogen nach außen fallen lassen.
- Auf keinen Fall bei akuten Rückenproblemen üben.

Was gegen Antriebslosigkeit hilft

Der fliegende Guru

Diese Asana bringt einen wahren Energieschub. Nicht ohne Grund steht die Kobra in der hinduistischen Mythologie für höchste Wachsamkeit und Energie. So wird die Übung auch Ihre Lebensgeister wecken. Das A und O bei der Kobra ist in erste Linie die richtige Schulterhaltung und erst in zweiter Linie, wie weit man mit dem Oberkörper nach hinten dehnt. Die Wirbelsäule sollte auf der ganzen Länge gedehnt sein.

Die Kobra hat noch viele weitere Nebeneffekte: So werden dabei die inneren Organe massiert und die Verdauung angeregt. Auch die Handgelenke werden gedehnt, was gegen den „Mausarm" hilft. Bei regelmäßiger Übung werden Sie merken, wie Ihre Wirbelsäule immer beweglicher wird. Somit ist die Kobra auch ideal, um Rücken- und Nackenschmerzen vorzubeugen.

Kommen Ihnen einige der Yoga-Namen manchmal komisch vor? Dabei beschreiben die Bezeichnungen in Sanskrit die Asanas recht anschaulich und lassen sich auf Deutsch leicht merken.

Wer jemals eine echte Kobra in Aktion gesehen hat, versteht, warum diese Übung ihren Namen bekommen hat.

Am Ende des Buches finden Sie ein kleines Wörterbuch, das hilft, die Sanskritbezeichnungen besser zu verstehen.

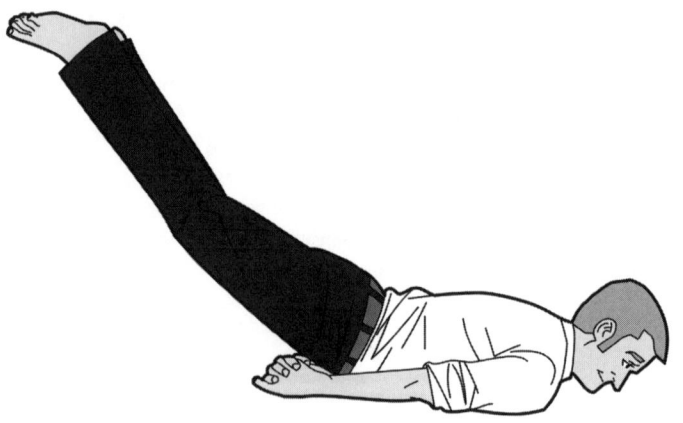

Was gegen Antriebslosigkeit hilft

Heuschrecke

(Shalabhasana)

In fünf Schritten in die Asana

1. Legen Sie sich mit geschlossenen Beinen auf den Bauch, die Zehen sind nach hinten gestreckt.

2. Das Kinn ruht auf dem Boden.

3. Die Arme liegen nach hinten ausgestreckt eng am Körper, die Handflächen zeigen zum Boden. Oder – als Variante – Sie verschränken die Finger miteinander und bringen die gestreckten Arme so weit wie möglich unter den Oberkörper.

4. Spannen Sie nun die Muskeln im Lendenbereich an und heben Sie mit der nächsten Einatmung beide Beine geschlossen und gestreckt nach oben. Sie können dabei zur Unterstützung die Hände fest in den Boden drücken

5. Bleiben Sie in dieser Haltung und atmen Sie ruhig weiter.

Zurück aus der Asana

Senken Sie mit einer Ausatmung langsam die Beine und legen Sie diese wieder vorsichtig am Boden ab.

Dos

- Halten Sie beide Beine gestreckt und geschlossen.
- Das Kinn berührt den Boden.
- Die Handflächen bzw. die Fäuste sind in den Boden gepresst.

 Don'ts

- Beugen Sie nicht die Knie.
- Legen Sie nicht die Stirn auf den Boden.
- Nicht üben bei Beschwerden im unteren Rücken, bei drohendem Bandscheibenvorfall, bei Entzündungen im Bauchraum oder bei Schildrüsenüberfunktion.

Der fliegende Guru

Diese Übung aktiviert das Nervensystem und stärkt die Rückenmuskulatur. Wie auch die Kobra gehört die Heuschrecke zu den Rückwärtsbeugen, die gut sind, um Müdigkeit zu vertreiben und Energie zu wecken.

Am Anfang lassen sich die Beine vielleicht nur wenige Zentimeter heben. Gerade wenn Sie einen Beruf ausüben, bei dem Sie viel sitzen, ist die untere Rückenmuskelpartie meist wenig ausgebildet. Umso hilfreicher ist ein regelmäßiges Üben der Heuschrecke.

Die Heuschrecke fördert zudem die Verdauung und regt den Appetit an. Noch ein Grund mehr, sie morgens nach dem Aufstehen auszuführen – und sich dann auf ein ausgiebiges Frühstück zu freuen.

Wenn keine gute Ideen kommen wollen

Kleine Tricks für mehr Kreativität und bessere Konzentration

Montag
(morgens)

Wieder im Büro. Und die Woche startet gleich mit voller Power. Der Arbeitsauftrag: Ein Konzept zur Effizienzsteigerung der Abteilung soll her. Vorstellung des Konzepts bereits am kommenden Freitag.

Aber: Die Ideen wollen nicht kommen, und der einzige gute Gedanke führt immer wieder zu unüberwindlichen Hindernissen. Eine Effizienzsteigerung ist so sicherlich nicht möglich. Und ständig schweifen die Gedanken ab.

Was macht Supermanager?

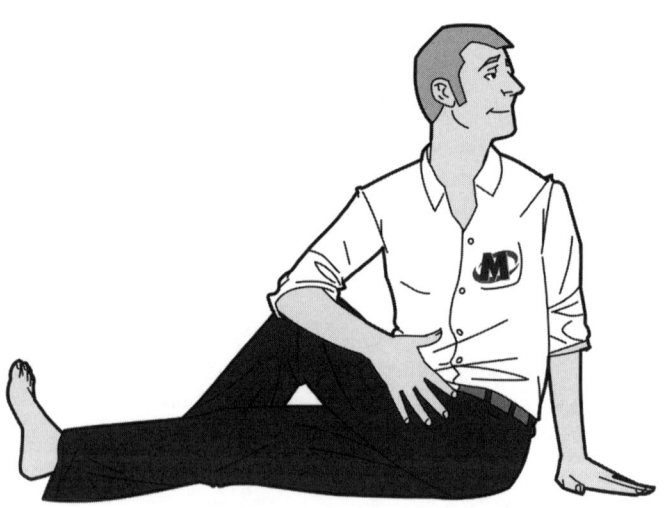

Kleine Tricks für mehr Kreativität und bessere Konzentration

Halber Drehsitz

(Ardha Matsyendrasana)

In fünf Schritten in die Asana

1. Setzen Sie sich mit ausgestreckten Beinen auf den Boden.

2. Heben Sie nun das linke Bein über das rechte, winkeln das linke Bein an und stellen den linken Fuß außen neben das rechte Knie.

3. Umarmen Sie mit dem rechten Arm das linke Bein und stützen Sie sich mit der linken Hand hinter Ihrem Rücken ab.

4. Atmen Sie ein und richten Sie den gesamten Oberkörper auf.

5. Mit der nächsten Ausatmung drehen Sie den gesamten Oberkörper, die Schultern und den Kopf vorsichtig nach links und blicken über Ihre linke Schulter. Verbleiben Sie ein paar Atemzüge lang in dieser Position.

Zurück aus der Asana

Drehen Sie den Oberkörper vorsichtig wieder zur Mitte und lösen Sie die Arme und anschließend die Beine.

Auf der anderen Seite wiederholen.

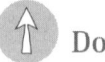 Dos

- Spüren Sie die Drehung in der Wirbelsäule.
- Die Finger der hinter dem Rücken aufgestellten Hand zeigen vom Körper weg.
- Beide Gesäßhälften bleiben fest am Boden.
- Der Blick geht über die Schulter.
- Strecken Sie bei jeder Einatmung den Oberkörper noch einmal bewusst und versuchen Sie mit der Ausatmung vorsichtig, den Oberkörper noch weiter nach hinten zu drehen.

 Don'ts

- Achten Sie darauf, nicht den Nacken zu überdehnen.
- Das ausgestreckte nicht Bein beugen.
- Nicht üben bei akuten Rückenproblemen oder Entzündungen im Bauchraum.

Der fliegende Guru

Übungen mit starken Drehungen oder Umkehrhaltungen geben uns eine andere Blickrichtung. Das kann uns neue Impulse geben, gerade wenn wir in einer gedanklichen Sackgasse stecken.

Wenn der Halbe Drehsitz für längere Zeit gehalten wird, hilft er, die Gedanken zu beruhigen. Der Verstand wird klarer. Aber nicht nur die Gedanken werden von Blockaden befreit, sondern auch die inneren Organe. Die Durchblutung wird verbessert und der Fettabbau gefördert.

Der Halbe Drehsitz ist eine sehr gute Übung, um die Elastizität der Wirbelsäule zu erhalten oder zu steigern. Vielleicht werden Sie das eine oder andere Knacken in der Wirbelsäule vernehmen, wenn Sie sich in die Drehung begeben. Keine Sorge, wenn Sie dies ruhig und vorsichtig tun, ist das nur ein Zeichen, dass sich Verspannungen lösen.

Variante fürs Büro

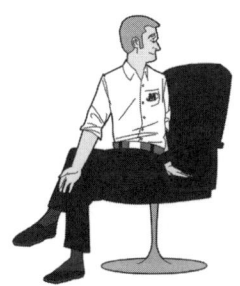

Der Halbe Drehsitz lässt sich in abgewandelter Form auch im Büro auf dem Schreibtischstuhl ausführen.

In fünf Schritten in die Asana

1. Setzen Sie sich dafür auf die Kante Ihres Schreibtischstuhls. Die Beine sind geschlossen und in einem 90-Grad-Winkel gebeugt, die Füße sind fest auf den Boden gestellt.

2. Schlagen Sie nun das linke über das rechte Bein und fassen Sie mit der rechten Hand außen ans linke Knie.

3. Stützen Sie sich mit der linken Hand auf der hinteren Sitzfläche auf. Die Hand ist gestreckt, die Finger zeigen nach hinten.

4. Atmen Sie ein und strecken Sie den gesamten Oberkörper.

5. Mit der nächsten Ausatmung drehen Sie den Oberkörper und den Kopf sanft nach links und schauen Sie über Ihre linke Schulter.

Aus der Asana

Drehen Sie den Oberkörper vorsichtig wieder zur Mitte und lösen Sie die Arme und anschließend die Beine.

Auf der anderen Seite wiederholen.

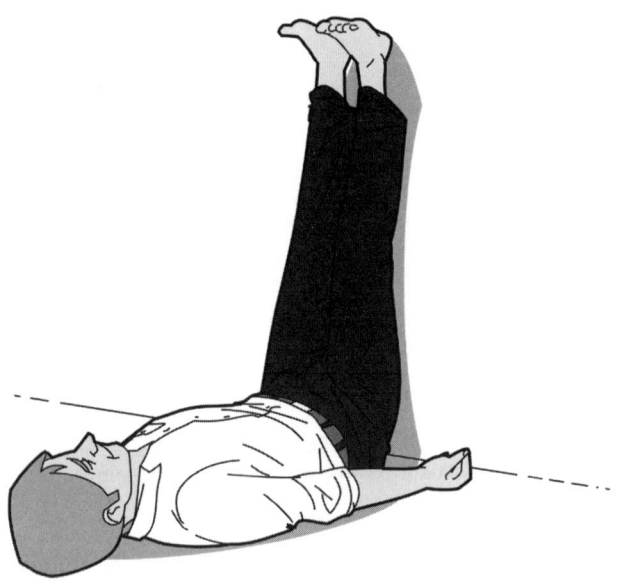

Kleine Tricks für mehr Kreativität und bessere Konzentration

Einfache Umkehrhaltung /
Halber Schulterstand

(Viparita Karani)

In fünf Schritten in die Asana

1. Setzen Sie sich seitlich eng an eine freie Wand.

2. Winkeln Sie die Beine an und drehen Sie sich mit Hilfe der Hände um 90 Grad Richtung Wand.

3. Legen Sie sich mit dem Oberkörper auf den Boden und bringen Sie das Gesäß möglichst nah an die Wand.

4. Strecken Sie die Beine an der Wand entlang, die Fußsohlen zeigen zur Decke.

5. Bleiben Sie einige Zeit in dieser Position und spüren Sie die Effekte dieser Umkehrhaltung nach.

Zurück aus der Asana

Winkeln Sie die Beine leicht an und kommen Sie mit einer Seitwärtsbewegung wieder zum Sitzen.

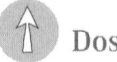 **Dos**

- Halten Sie die Beine gestreckt.
- Die Fußsohlen zeigen Richtung Decke.

 Don'ts

- Beugen Sie nicht die Knie.
- Kopf und Nacken in der Position nicht bewegen.
- Nicht bei Rückenproblemen, bei Schilddrüsenüberfunktion, bei erhöhtem Augendruck oder Bluthochdruck üben.

Der fliegende Guru

Durch diese Umkehrhaltung wird die Blutzirkulation gesteigert und somit die Gehirnleistung verbessert. Das erhöht die Konzentrationsfähigkeit.

Zur Entlastung des unteren Rückens können Sie auch ein zusammengefaltetes Handtuch oder eine Decke unter das Gesäß legen.

Fast unser ganzes Leben verbringen wir stehend, sitzend oder liegend. Es ist eine Wohltat, die Beine einmal zu entlasten und das Blut von den Füßen zum Kopf fließen zu lassen statt umgekehrt. Versuchen Sie einmal, dieses Gefühl in der Umkehrhaltung bewusst wahrzunehmen.

Diese Übung eignet sich auch hervorragend zur Entspannung nach einem stressigen Tag. Sie kann sogar bei Kopfschmerzen helfen.

Ärger mit Kunden, Kollegen oder Mitarbeitern

Wie Sie sich von negativen Gefühlen befreien

Dienstag

Es gibt Tage, da scheint alles schiefzugehen: Die versprochenen Unterlagen sind immer noch nicht fertig, ein sicher geglaubtes Projekt platzt, die Forderungen des Kunden werden immer unverschämter und ein seit langem schwelender Konflikt zwischen Kollegen eskaliert.

Was macht Supermanager?

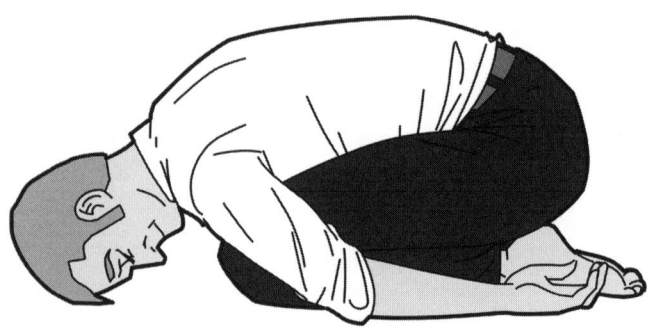

Wie Sie sich von negativen Gefühlen befreien

Kind

(Balasana)

In fünf Schritten in die Asana

1. Knien Sie sich hin. Der Fußspann liegt dabei flach auf dem Boden.

2. Setzen Sie sich auf Ihre Fersen.

3. Beugen Sie nun den Oberkörper langsam vor, ohne das Gesäß von den Fersen zu lösen. Im Idealfall berührt Ihre Stirn den Boden.

4. Legen Sie die Arme entspannt neben Ihrem Körper ab, die Handflächen zeigen nach oben.

5. Atmen Sie einige Male tief und ruhig ein und aus.

Zurück aus der Asana

Richten Sie den Oberkörper langsam und Wirbel für Wirbel wieder auf.

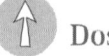 **Dos**

- Beugen Sie den Oberkörper nur so weit vor, wie es für Sie bequem ist: Die Haltung des Kindes ist eine entspannende Position!
- Atmen Sie ruhig und tief ein und aus.

 Don'ts

- Das Gesäß nicht von den Fersen heben.
- Überdehnen Sie nicht den Nacken, wenn Sie sich nach vorne beugen.
- Nicht üben bei Knieproblemen.

Der fliegende Guru

Die Haltung des Kindes hat eine beruhigende und entspannende Wirkung. Gerade wenn Sie sich so sehr geärgert haben, dass Sie kaum noch einen klaren Gedanken mehr fassen können, hilft diese Position, „herunterzukommen" und den Geist wieder zu klären.

Ein kleiner Trick: Zählen Sie während des Ein- und Ausatmens jeweils langsam gedanklich bis acht. Das verschafft zusätzliche Beruhigung.

Verspannungen werden gelöst und der Rücken gedehnt.

Hilfreich ist auch ein großes Kissen, auf das Sie den Oberkörper ablegen können. Auch kann es bequemer für Sie sein, wenn Sie die Beine weiter öffnen, dann hat der Oberkörper mehr Platz.

Variante fürs Büro

Die Haltung des Kindes können Sie im Büro in abgewandelter Form sehr gut anwenden.

Setzen Sie sich dazu auf Ihren Schreibtischstuhl. Die Füße sind fest am Boden.

Verschränken Sie nun beide Daumen hinter Ihrem Rücken und lehnen Sie sich mit möglichst geradem Rücken nach vorne.

Legen Sie die Stirn auf der Schreibtischplatte ab, schließen Sie die Augen und atmen Sie einige Male tief ein und aus.

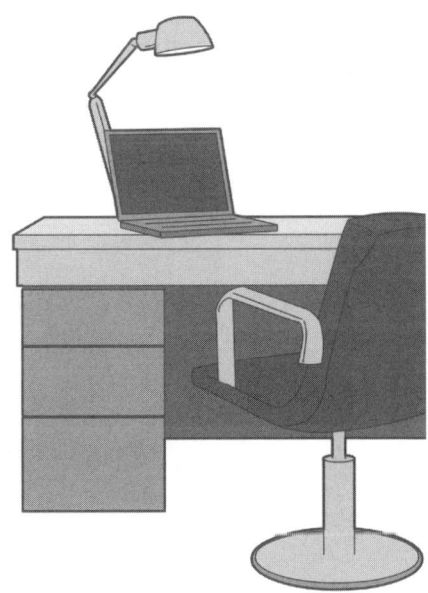

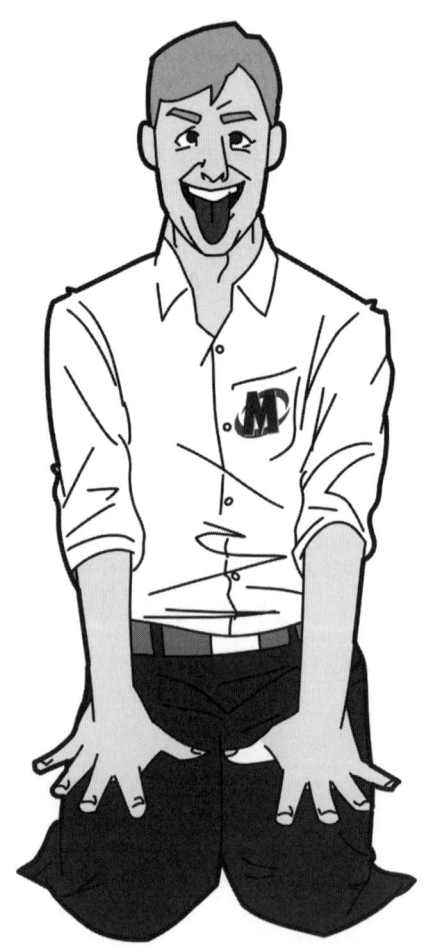

Wie Sie sich von negativen Gefühlen befreien

Löwe

(Simhasana)

In fünf Schritten in die Asana

1. Knien Sie sich auf den Boden, stellen Sie die Zehen auf und setzen Sie sich auf Ihre Fersen.

2. Öffnen Sie die Beine leicht und drücken Sie die flachen Hände mit gespreizten Fingern vorne auf Ihre Oberschenkel.

3. Strecken Sie die Arme, richten Sie den Rücken so weit wie möglich gerade auf und lehnen Sie sich leicht nach vorne.

4. Holen Sie tief Luft, strecken Sie nun die Zunge weit heraus und rollen Sie Ihre Augäpfel Richtung Decke.

5. Atmen Sie mit einem lauten „Ahhh" oder auch „Uahhh" vollständig aus. Sie können auch brüllen wie ein Löwe, das befreit noch mehr!

Zurück aus der Asana

Entspannen Sie das Gesicht und kommen Sie wieder zurück in eine bequeme Sitzhaltung.

Dos

- Strecken Sie die Wirbelsäule und die Arme und spreizen Sie die Finger.
- Der gesamte Oberkörper ist unter Spannung.
- Strecken Sie die Zunge so weit heraus, dass Sie eine starke Spannung im Gesicht spüren.

 Don'ts

- Haben Sie keine Hemmung, auch mal einen Schrei loszulassen.
- Nicht bei Knieproblemen ausführen. Sie können alternativ auf einem Stuhl üben.

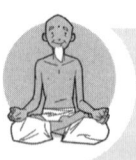 **Der fliegende Guru**

Zugegeben, die Übung des Löwen kostet Überwindung und kommt wohl nur in Frage, wenn Sie ein Einzelbüro haben oder zu Hause bzw. im Hotelzimmer sind.

Aber: Der Löwe ist unglaublich hilfreich, wenn Sie sich geärgert haben. Denn die Übung beruhigt und hebt gleichzeitig die Stimmung und das Selbstbewusstsein. Es gibt wahrscheinlich keine Asana, mit der Sie besser Aggressionen abbauen können.

Den Augen tun Sie dabei ebenfalls etwas Gutes, denn die Augenmuskulatur wird gestärkt – sehr hilfreich, wenn Sie zu lange auf einen Bildschirm geschaut haben.

Sollten Ihnen der Fersensitz unangenehm sein, können Sie auch ein Sitzkissen zur Hilfe nehmen, das Sie zwischen Fersen und Gesäß legen.

Mut, Nerven, Gelassenheit – diese habe
ich immer als die wichtigsten Eigenschaften
des Managers definiert. Ich kann
nicht jeden Tag aufs Neue überrascht sein,
wie schlecht die Menschheit ist.

Helmut Maucher, Manager

Bei Unentschlossenheit und für mehr Entscheidungsfreude

Was bei gedanklichen Sackgassen hilft

Dienstag
(mittags)

Der Ärger ist langsam verraucht. Aber ein negatives Gefühl bleibt. Hätte man nicht besser anders reagiert? Oder soll man den Kunden nicht doch deutlicher in die Schranken weisen? Ihn vielleicht noch einmal kontaktieren? Möglicherweise war der eigene Vorschlag ja tatsächlich missverständlich ...

Was macht Supermanager?

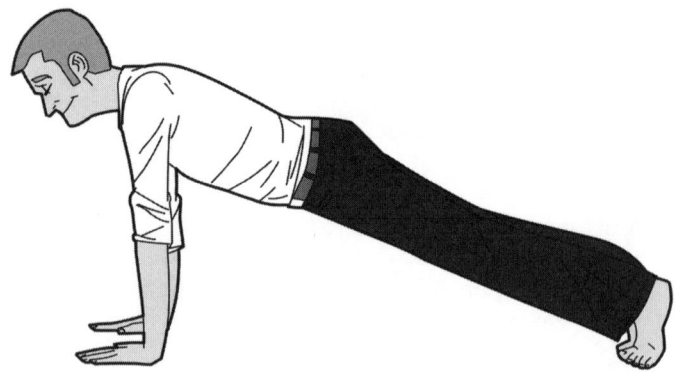

Was bei gedanklichen Sackgassen hilft

Brett

(Chaturanga Dandasana)

In fünf Schritten in die Asana

1. Kommen Sie in den Vierfüßerstand (Seite 113).

2. Stellen Sie die Zehen auf und drücken Sie die Hände fest in den Boden.

3. Heben Sie die Knie und drücken Sie den Körper nach oben.

4. Der Körper befindet sich nun vom Kopf bis zu den Zehen in einer geraden Linie.

5. Bleiben Sie einige Atemzüge in dieser Position.

Zurück aus der Asana

Senken Sie langsam die Knie und kommen Sie wieder in den Vierfüßerstand.

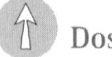 **Dos**

- Achten Sie darauf, dass der Nacken die gerade Linie des Rückens fortschreibt, der Blick geht dabei Richtung Boden.
- Die Handgelenke befinden sich in einer Linie zu den Schultergelenken.
- Bauen Sie Körperspannung auf, Bauch- und Oberschenkelmuskeln sind angespannt.
- Das Schambein zieht zum Steißbein.

 Don'ts

- Lassen Sie die Hüfte nicht nach unten fallen.
- Das Gesäß nicht zu weit nach oben strecken.
- Achten Sie darauf, nicht die Beine zu beugen.
- Nicht üben bei Beschwerden in den Handgelenken.

Der fliegende Guru

Diese Asana stärkt das Nervensystem und das Selbstbewusstsein und fördert somit das Durchsetzungsvermögen. Gerade in Situationen, in denen man unentschlossen ist, kann diese Position zu mehr Tatkraft verhelfen.

Zudem festigt die Brett-Position den gesamten Körper, vor allem aber die Muskulatur von Bauch, den Schultern sowie dem unteren Rücken, und verbessert so die Haltung.

Mit der Brett-Position beugen Sie Rückenschmerzen vor.

Variante

Sie können die Übung in ihrer Wirkung noch ein wenig
steigern, indem Sie aus der Brett-Position die Arme langsam
beugen. Die Ellenbogen liegen dabei eng am Körper an.

Verbleiben Sie einige Atemzüge in dieser Haltung und stemmen
Sie sich dann wieder nach oben in die Brett-Position.

Diese Übung ist gemeinhin als Liegestütze oder Low Push-up
bekannt.

Eine sehr effektive Übung für die Arme.

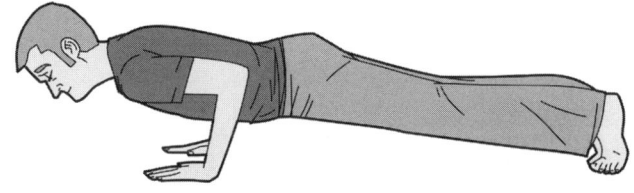

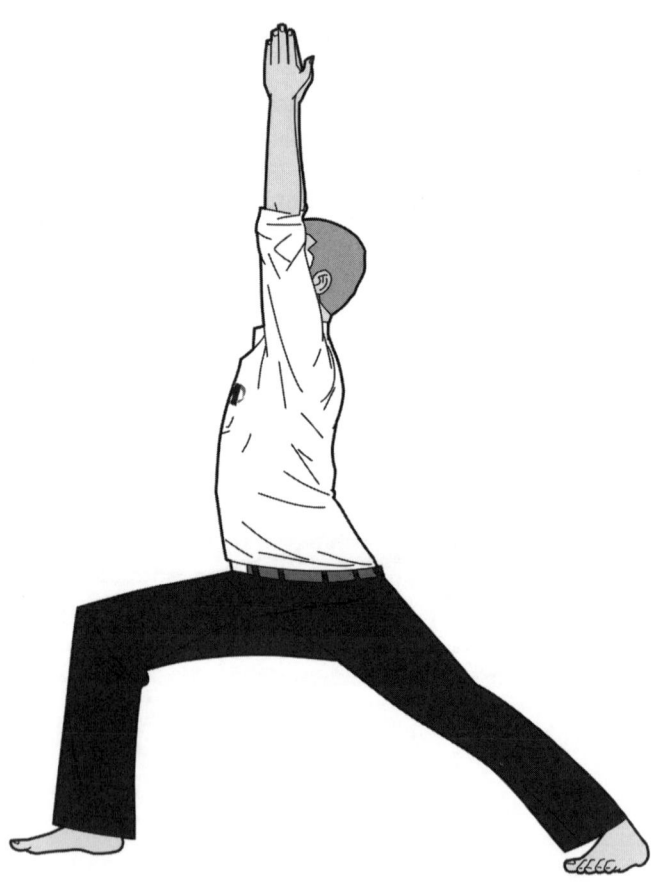

Was bei gedanklichen Sackgassen hilft

Krieger 1

(Virabhadrasana 1)

In fünf Schritten in die Asana

1. Stellen Sie sich – am besten barfuß auf Ihre Yoga-Matte oder mit rutschfestem Schuhwerk – aufrecht mit beiden Füßen eng parallel auf und machen dann mit dem rechten Bein einen größtmöglichen Schritt nach vorne.

2. Drehen Sie den hinteren, rechten Fuß bis zu 90 Grad nach außen und beugen Sie dann das vordere Bein so weit, dass Unter- und Oberschenkel möglichst einen rechten Winkel bilden. Achten Sie darauf, dass Ihr Becken und Ihre Schultern parallel nach vorne zeigen.

3. Strecken Sie beide Arme parallel nach vorne, die Handflächen zeigen zueinander.

4. Mit der Einatmung heben Sie langsam die Hände über den Kopf und bringen die gestreckten Arme so weit wie möglich nach hinten, während Sie Ihre Brust Richtung Decke schieben.

5. Dehnen Sie vorsichtig Wirbelsäule und Nacken nach hinten, so dass sich Ihr Blick an die Decke richtet.

Aus der Asana

Atmen Sie aus und bringen Sie Ihre Arme über vorne nach unten. Machen Sie mit dem rechten Bein einen Schritt zurück, bis beide Füße wieder parallel stehen.

Wiederholen Sie die Asana auf der anderen Seite.

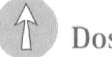 Dos

- Die Asana verleitet dazu, ins Hohlkreuz zu gehen: Kippen Sie das Becken bewusst nach vorne.
- Um einen Nutzen aus der Übung zu ziehen, müssen Schultern und Becken parallel nach vorne gerichtet sein.
- Öffnen Sie den Brustkorb.

 Don'ts

- Das hintere Bein nicht beugen, sondern kraftvoll strecken.
- Die Fersen nicht vom Boden heben.
- Das Becken nicht zur Seite kippen.
- Verlagern Sie das Gewicht nicht auf das vordere Knie.
- Das vordere Knie nicht nach innen fallen lassen und das Knie nicht über den Fuß schieben.
- Ziehen Sie die Schultern nicht zu den Ohren.
- Nicht umkippen ...

Der fliegende Guru

Ganz schön wackelig, oder? Der Krieger ist eine kräftige Position, die Ihre Standfestigkeit und Ihre Balance fördert: Hilfreich, wenn Sie gerade mal richtig frustriert oder unzufrieden sind. Der Krieger gibt Ihnen Stabilität und erhöht die Lebenskraft.

Die Asana wärmt Ihren Körper von innen und beugt Erkältungen vor.

Die Blutzirkulation wird in Schwung gebracht, was für einen klaren Geist sorgt und bei zu vielem Grübeln hilft.

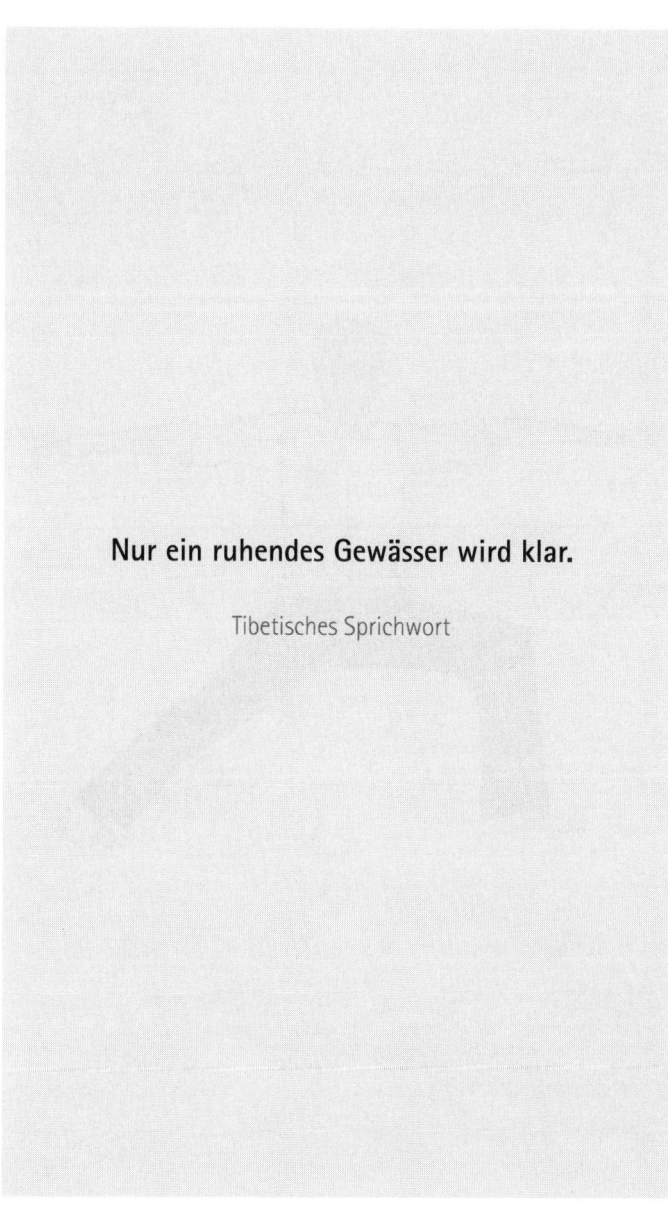

Nur ein ruhendes Gewässer wird klar.

Tibetisches Sprichwort

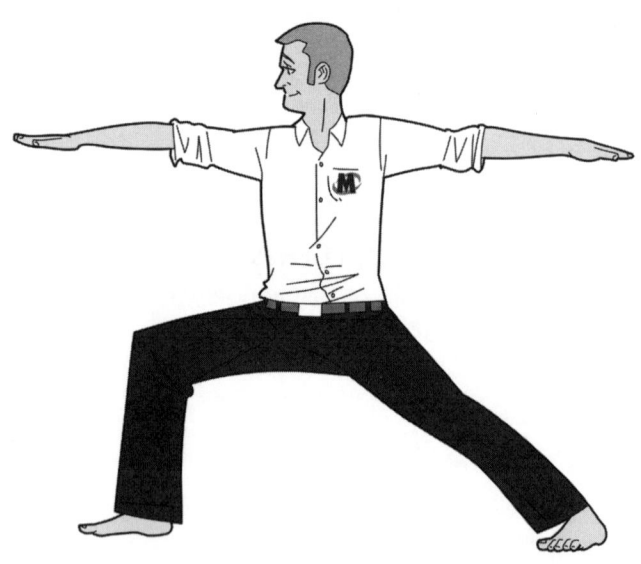

Was bei gedanklichen Sackgassen hilft

Krieger 2

(Virabhadrasana 2)

In fünf Schritten in die Asana

1. Stellen Sie sich – am besten barfuß auf Ihre Yoga-Matte oder mit rutschfestem Schuhwerk – aufrecht mit beiden Füßen eng parallel auf und machen dann mit dem rechten Bein einen größtmöglichen Schritt nach vorne.

2. Drehen Sie den hinteren Fuß bis zu 90 Grad nach außen und beugen dann das vordere Bein so weit, dass Unter- und Oberschenkel möglichst einen rechten Winkel bilden.

3. Heben Sie nun die Arme seitlich bis auf Schulterhöhe, wobei der rechte Arm nach vorne und der linke Arm nach hinten bis in die Fingerspitzen gestreckt werden und eine gerade Linie bilden. Die Handflächen zeigen zum Boden.

4. Hüfte und Schultern sind parallel zu den Armen. Der Blick geht den rechten Arm entlang nach vorne.

5. Bleiben Sie ein paar Atemzüge in dieser Asana.

Aus der Asana

Drehen Sie den Kopf wieder zur Mitte, senken Sie die Arme und kommen Sie mit einem großen Schritt zurück in die Ausgangsposition.

Wiederholen Sie die Asana auf der anderen Seite.

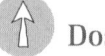 Dos

- Die Asana verleitet dazu, ins Hohlkreuz zu gehen: Ziehen Sie das Steißbein zum Schambein.
- Anders als beim Krieger 1 sind Schultern und Hüfte nicht nach vorne gedreht, sondern zeigen parallel zur Seite.
- Die Drehung findet auch in der Halswirbelsäule statt, indem der Blick über den vorderen ausgestreckten Arm geht.
- Drücken Sie das Knie des vorderen Beins nach außen.
- Entspannen Sie die Schultern.

 Don'ts

- Das hintere Bein nicht beugen.
- Drehen Sie die Schultern oder das Becken nicht nach vorne.
- Die hintere Hüfte nicht nach vorne kommen lassen, sondern nach hinten ziehen.
- Bei Knieproblemen solten Sie auf die Übung verzichten.

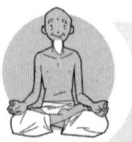 ### Der fliegende Guru

Der Krieger 2 fördert die Körperbeherrschung. Dies hilft, die Gedanken zu sortieren und eine positive geistige Einstellung zu entwickeln.

Gerade wenn Sie unentschlossen sind, ist es sehr hilfreich, in der Position mit dem Blick über den vorderen ausgestreckten Arm ein imaginäres Ziel zu fixieren – ähnlich einem Bogenschützen, der seinen Pfeil auf ein bestimmtes Ziel richtet.

Zudem stärkt der Krieger 2 wie auch der Krieger 1 die Bein- und Rumpfmuskulatur.

Die Standfestigkeit wird verbessert.

Kriegerserie 1 und 2

Sie können die beiden Krieger auch hintereinander als Sequenz üben und aus dem Krieger 1 direkt in den Krieger 2 gehen.

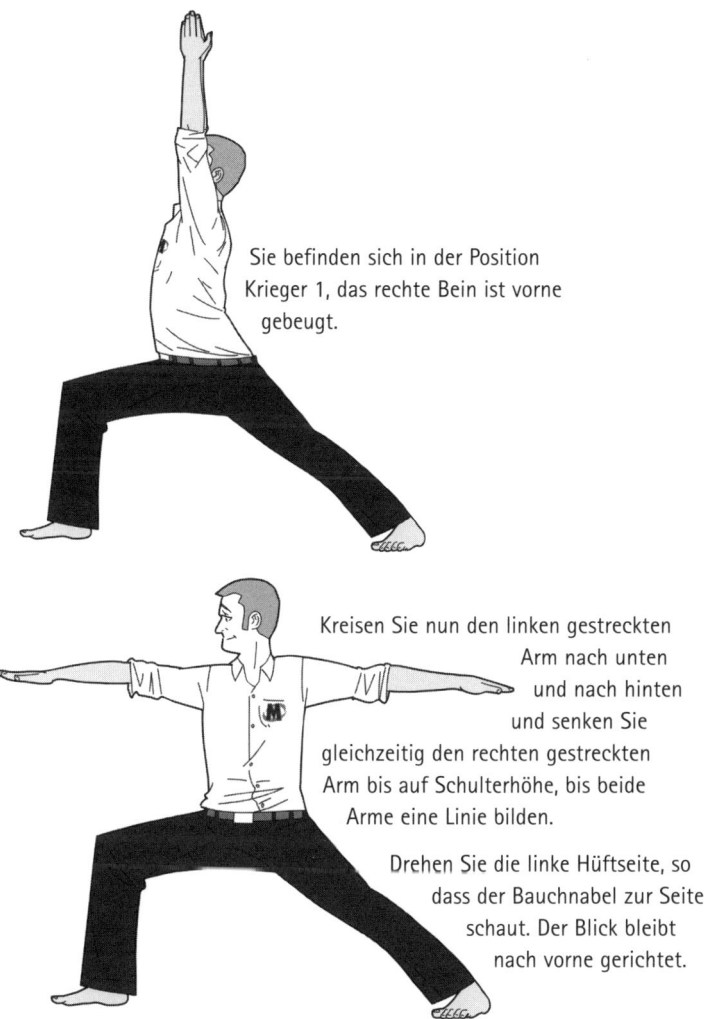

Sie befinden sich in der Position Krieger 1, das rechte Bein ist vorne gebeugt.

Kreisen Sie nun den linken gestreckten Arm nach unten und nach hinten und senken Sie gleichzeitig den rechten gestreckten Arm bis auf Schulterhöhe, bis beide Arme eine Linie bilden.

Drehen Sie die linke Hüftseite, so dass der Bauchnabel zur Seite schaut. Der Blick bleibt nach vorne gerichtet.

Geschäftsreisen

Tipps für Flüge oder lange Fahrten im Auto und Zug

Mittwoch

Ein Workshop in einer anderen Stadt steht an.
Das ist verbunden mit einer langen Zugfahrt.
Es ist ein heißer Sommertag und zu
allem Überfluss fällt auch noch die Klimaanlage
aus. Und nach der langen Reise fühlt man
sich ganz steif und unbeweglich. Vielleicht
doch beim nächsten Mal wieder den Flieger
nehmen? Allerdings schleicht sich in
letzter Zeit beim Fliegen immer öfter ein
mulmiges Gefühl ein.

Was macht Supermanager?

Kühlende Atmung

(Shitali)

Unglaublich, aber wahr: Yoga hält sogar Tools für eine Abkühlung bereit.

1. Setzen Sie sich bequem hin.

2. Stecken Sie nun Ihre Zunge leicht aus dem Mund und formen Sie sie zu einer Röhre.

3. Atmen Sie nun langsam durch die mit der Zunge geformte Röhre ein.

4. Atmen Sie durch die Nase wieder aus.

5. So lange wiederholen, bis Sie die kühlende Wirkung verspüren.

Der fliegende Guru

Ob Sie die Zunge zu einer Röhre formen können oder nicht, ist genetisch bedingt. Sollten Sie die Zunge nicht rollen können, dann spitzen Sie einfach die Lippen oder atmen Sie bei geöffneten Lippen durch die geschlossenen Zähne.

Shitali hilft übrigens auch, Hunger- und Durstgefühle zu unterdrücken.

Wärmende Atmung / Blasebalgatmung

(Kapalbhati)

Sollte der umgekehrte Fall eintreten – es ist Winter und Sie frieren –, gibt es auch hierfür ein Tool, um sich zu aufzuwärmen.

1. Stellen oder setzen Sie sich aufrecht hin und atmen Sie einige Male tief durch die Nase ein und aus.

2. Betonen Sie Ihre Ausatmung, indem Sie Ihren Bauchnabel kräftig und schnell Richtung Wirbelsäule ziehen. Beim Ausatmen wird ein Schnauben hörbar.

3. Zum Einatmen den Bauch einfach loslassen und entspannen. Die Luft strömt wie bei einem Blasebalg von allein ein.

4. Führen Sie Kapalbhati in zwei Runden á einer Minute durch (als Richtwert: In einer Minute sollten Sie circa 120 Mal ausgeatmet haben).

5. Sollte Sie ein Schwindelgefühl verspüren, kehren Sie zur normalen Atmung zurück.

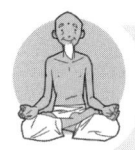

Der fliegende Guru

Gesicht und Oberkörper bleiben bei der Atmung entspannt und locker. Konzentrieren Sie sich auf das Ausatmen.

Kapalbhati hat nicht nur eine wärmende, sondern auch eine vitalisierende Wirkung: Sehr praktisch bei einem müden Punkt. Daher sollten Sie diese Atmung auf keinen Fall vor dem Schlafengehen praktizieren, weil Sie danach garantiert hellwach sind.

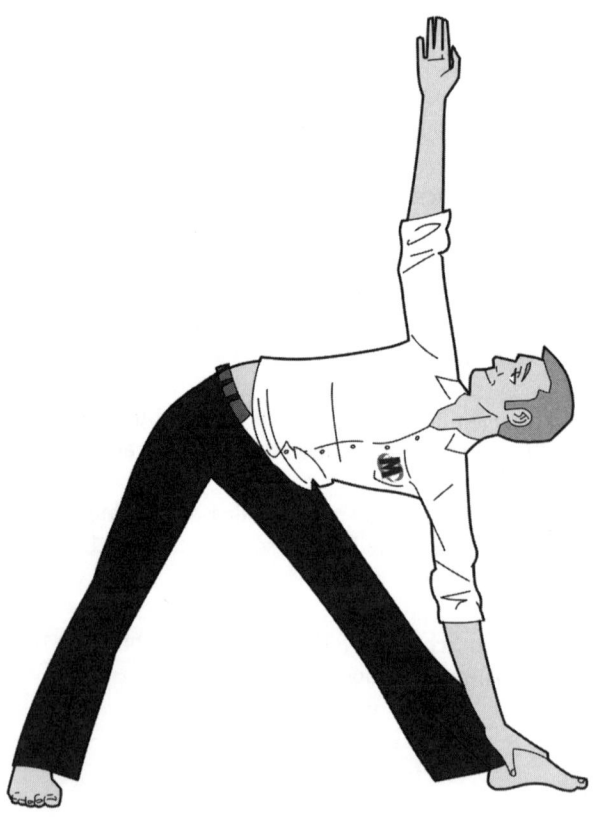

Tipps für Flüge oder lange Fahrten im Auto oder Zug

Dreieck

(Trikonasana)

In fünf Schritten in die Asana

1. Stellen Sie sich – am besten barfuß auf Ihre Yoga-Matte oder mit rutschfestem Schuhwerk – aufrecht mit gegrätschten Beinen hin. Die Füße sind parallel.

2. Drehen Sie den linken Fuß um 90 Grad nach außen und heben Sie beide Arme gestreckt in Schulterhöhe.

3. Strecken Sie nun den linken Arm und den Oberkörper aus der Hüfte heraus nach links, als würden Sie nach etwas greifen wollen. Blicken Sie über die Finger Ihrer linken Hand und spüren Sie, wie sich dabei die Wirbelsäule streckt.

4. Beugen Sie sich noch weiter nach links unten und versuchen Sie, mit der linken Hand das Schienbein oder das Fußgelenk zu greifen.

5. Strecken Sie den rechten Arm Richtung Decke, so dass beide Arme eine Linie bilden. Drehen Sie langsam den Kopf und schauen Sie zu Ihrer rechten Hand.

Aus der Asana

Mit der Einatmung den Oberkörper wieder aufrichten und auf der anderen Seite wiederholen.

 **Dos**

- Beugen Sie sich aus der Hüfte heraus zur Seite.
- Öffnen Sie den Brustkorb und ziehen Sie die Schulterblätter zusammen.
- Spüren Sie die Drehung in der Wirbelsäule.
- Strecken Sie die Beine kräftig.
- Halten Sie die gestreckten Arme in einer Linie.

 Don'ts

- Neigen Sie den Oberkörper nicht nach vorne.
- Nicht die Beine beugen.
- Schauen Sie nicht zum Boden.
- Nicht üben bei akuten Rückenbeschwerden.

Der fliegende Guru

Beim Dreieck wird die gesamte Rumpfmuskulatur gedehnt und die Wirbelsäule gestreckt – eine Wohltat nach langen Zugfahrten oder vielem Sitzen. Vielleicht wird es sogar an der einen oder anderen Stelle hörbar knacken.

Durch die Armhaltung wird die Brust geöffnet und der Atem vertieft. Schulterverspannungen lösen sich.

Gerade am Anfang werden Sie vielleicht Schwierigkeiten haben, das Fußgelenk zu greifen. Das ist auch nicht verwunderlich, denn das viele Sitzen im Job ist geradezu Gift für die Elastizität der Wirbelsäule. Beugen Sie sich so weit nach unten, wie es für Sie möglich ist, und greifen Sie das Knie oder das Schienbein.

**Weitere Tipps gegen Verspannungen im Rücken und im
Nacken finden Sie auf den Seiten 111ff.**

Tipps gegen Flugangst

Leichte Flugangst können Sie in den Griff bekommen, wenn Sie für Entspannung sorgen und Ihre Gedanken vom Fliegen weglenken. Machen Sie es sich im Flugzeug oder schon vor dem Boarding bequem.

Setzen oder legen Sie sich hin. Spannen und entspannen Sie nacheinander alle großen Muskelpartien in Ihrem Körper. Spannen Sie beispielsweise die Muskeln in Ihren Beinen an, halten Sie die Spannung für drei Sekunden und lassen Sie die Spannung mit einem erleichterten Ausatmen los. Indem Sie so durch alle Körperpartien – Beine, Arme, Bauch, Brust, unterer und oberer Rücken, Schultern, Nacken, Gesicht – wandern, versetzen Sie sich in einen Zustand immer tieferer Entspannung. Denn wer entspannt ist, hat keine Angst. Diesen Zusammenhang hat sich der US-amerikanische Arzt Edmund Jacobson bei der Entwicklung der progressiven Muskelentspannung zunutze gemacht.

Auf der Website schmerzakademie.de/patienten-service/services können Sie kostenlos eine MP3-Anleitung dazu herunterladen.

Die Angst vor der Angst, also die schwarzen Gedanken, mit denen man sich einen bevorstehenden Flug ausmalt, sind meist schlimmer als die Angst während des Fluges. Denn Ängste und selbst Panikattacken klingen nach relativ kurzer Zeit von selbst ab.

Damit man nicht ständig an einen bevorstehenden Flug denkt, empfiehlt sich auch die Atembeobachtung (Seite 25). Diese Übung können Sie während des Fluges anwenden, um negative Gedanken vorbeiziehen zu lassen.

Zwischen Business Lunch und Fastfood

Verdauungs- und Ernährungstipps für ein gutes Bauchgefühl

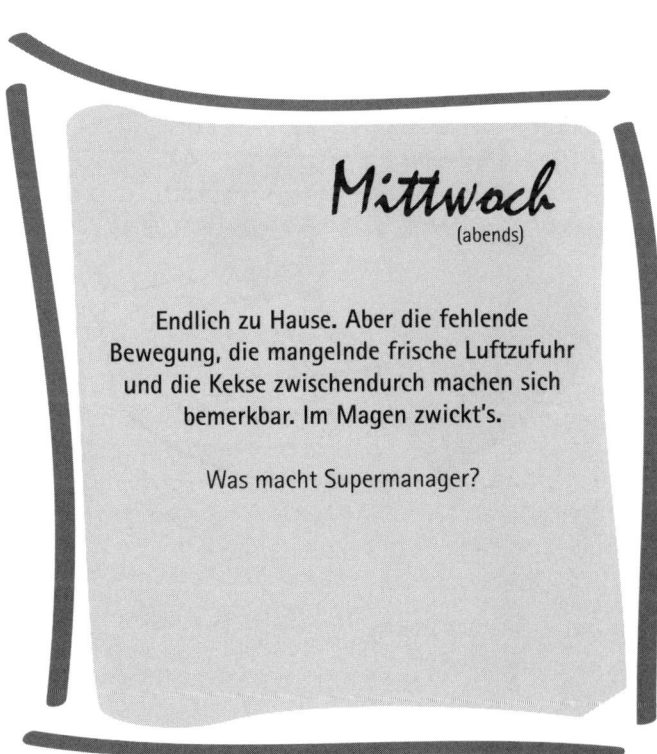

Mittwoch
(abends)

Endlich zu Hause. Aber die fehlende Bewegung, die mangelnde frische Luftzufuhr und die Kekse zwischendurch machen sich bemerkbar. Im Magen zwickt's.

Was macht Supermanager?

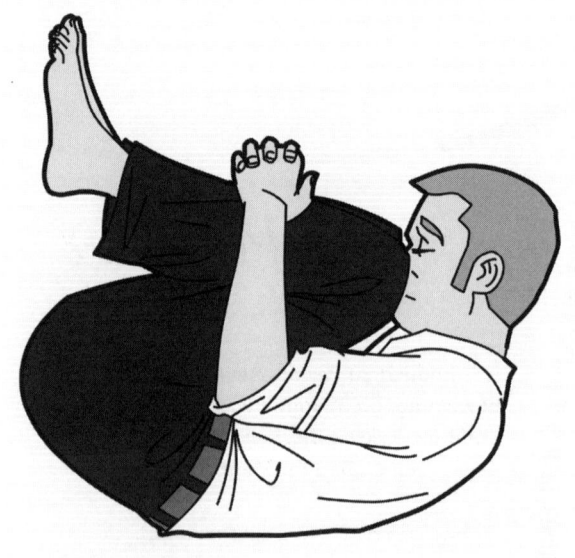

Verdauungs- und Ernährungstipps für ein gutes Bauchgefühl

Knie-zur-Brust-Haltung

(Pavanmuktasana)

In fünf Schritten in die Asana

1. Legen Sie sich mit gestreckten, geschlossenen Beinen auf den Boden.

2. Mit der Einatmung heben Sie beide Beine möglichst bis zu einem rechten Winkel von 90 Grad.

3. Beugen Sie Ihre Beine und bringen Sie die Oberschenkel zur Brust.

4. Umarmen Sie beide Beine und drücken Sie die Oberschenkel fest gegen Ihren Bauch.

5. Heben Sie vorsichtig den Kopf und bringen Sie Ihr Kinn möglichst nah an die Knie.

Aus der Asana

Strecken Sie zunächst den Nacken und legen den Kopf auf der Matte ab. Lösen Sie die Arme und strecken Sie die Beine. Bringen Sie die gestreckten Beine mit der nächsten Ausatmung wieder zum Boden.

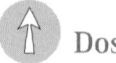 Dos

- Der untere Rücken bleibt bei der gesamten Asana am Boden.
- Die Beine sollten geschlossen bleiben, das heißt, Knie und Fußgelenke berühren sich.

 Don'ts

- Nicht den Nacken überdehnen.

Der fliegende Guru

Eine einfache und bei Verdauungsproblemen sehr effektive Übung, die die inneren Organe sanft massiert. Überschüssige Luft im Darm entweicht dabei aus dem Körper. Nicht umsonst heißt diese Übung in der Übersetzung „Winde loslassen" oder im Englischen auch: Gas release pose ...

Bei regelmäßiger Anwendung wird die Verdauung insgesamt gefördert und die Durchblutung der inneren Organe verbessert.

Außerdem tun Sie Ihrem Rücken, der bei der Übung schön gedehnt wird, etwas Gutes.

Sie können die Wirkung verstärken, wenn Sie in der Übung auf dem Rücken sanft vor und zurück oder von Seite zu Seite schaukeln – je nach Wohlbefinden.

Vorbeugend bieten sich für eine gute Verdauung auch folgende Asanas an

Denken Sie daran, keine Yoga-Übungen mit vollem Magen auszuführen. Ihre letzte Mahlzeit sollte mindestens zwei bis drei Stunden zurückliegen.

Heuschrecke
(Seite 36)

Halber Drehsitz
(Seite 40)

Vorwärtsbeuge im Sitzen
(Seite 14)

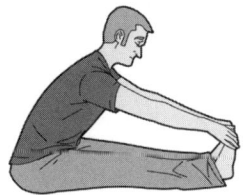

Kleine Essenstipps

Jeder weiß, dass er sich vitaminreich und ausgewogen ernähren sollte. Nur ist dies gar nicht so einfach in den Berufsalltag zu integrieren.

Versuchen Sie aber zumindest, bewusst zu essen. Das ist überall möglich. Nehmen Sie sich die Zeit, den Geschmack der Speisen und Getränke auszukosten. Sie werden Ihre Nahrungsaufnahme viel bewusster wahrnehmen. Und auch ein viel besseres Gefühl dafür bekommen, wann Sie satt sind. Letztlich können Sie am besten entscheiden, was Ihnen guttut und was nicht.

Wenn Sie abnehmen wollen, empfiehlt es sich, auf Snacks zwischendurch zu verzichten. Gewöhnen Sie sich stattdessen an, immer ein Glas Wasser oder eine Tasse Tee griffbereit zu halten. Es sind unbewusste Handlungen, die uns immer wieder zu der Tüte mit den Gummibärchen greifen lassen. Steht dort stattdessen das Glas mit Wasser, gewöhnen wir uns nicht nur das Naschen ab, sondern tun stattdessen sogar noch etwas Gesundes.

Wahre Wunder für die Verdauung und das Immunsystem können ein paar Schlucke warmes Wasser nach dem Aufstehen bewirken. Probieren Sie es ruhig einmal aus. Und nehmen Sie ganz bewusst den Geschmack wahr: Warmes Wasser kann richtig gut schmecken.

Wenn es richtig stressig wird

Was Sie für die innere Ausgeglichenheit tun können

Donnerstag

Manchmal hat man das Gefühl, dass alles auf einmal kommt: Ein Meeting jagt das nächste, ständig blinkt es im Posteingang und wie immer ist alles brandeilig. Wichtige Entscheidungen müssen ad hoc getroffen werden und eigentlich läuft es nicht so rund, wie es sollte. Der Leistungsdruck ist hoch und die eigenen Bedürfnisse kommen zu kurz.

Was macht Supermanager?

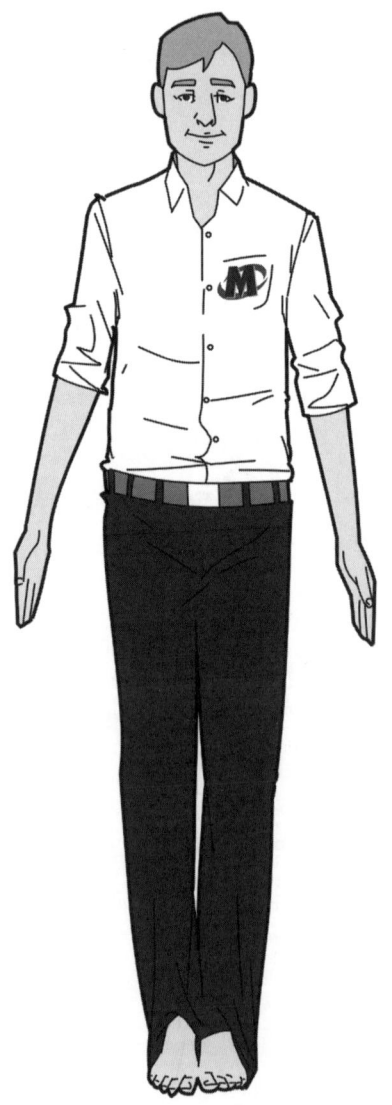

Was Sie für die innere Ausgeglichenheit tun können

Berg

(Tadasana)

In fünf Schritten in die Asana

1. Stellen Sie sich gerade mit geschlossenen Beinen hin.

2. Verteilen Sie das Gewicht gleichmäßig auf beide Füße und spreizen Sie die Zehen. Stellen Sie sich vor, wie Sie sich mit Ihren Füßen in den Boden „verwurzeln".

3. Richten Sie nun die Wirbelsäule auf. Ziehen Sie die Schultern zunächst Richtung Ohren und kreisen Sie dann in einer großen Bewegung die Schultern nach hinten und unten Richtung Kreuzbein.

4. Strecken Sie nun die Arme bis in die Fingerspitzen nach unten und leicht vom Körper weg.

5. Stellen Sie sich vor, dass ein unsichtbarer Faden Ihren Scheitel Richtung Decke zieht. Mit jeder Einatmung wird der Körper noch länger gestreckt.

Aus der Asana

Lösen Sie die Arme und die Körperspannung.

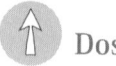

Dos

- Steißbein zieht Richtung Schambein.
- Spüren Sie den Kontakt mit dem Boden.
- Der Brustraum ist geöffnet, der Hals gestreckt.
- Halten Sie Körperspannung. Gerne können Sie in dieser Position die Augen schließen.
- Atmen Sie tief ein und aus.

Don'ts

- Gehen Sie nicht ins Hohlkreuz.
- Nicht die Schultern zu den Ohren ziehen.
- Die Schultern nicht nach vorne fallen lassen.

Der fliegende Guru

Der Berg ist so einfach wie wirkungsvoll, da er zu mehr Standfestigkeit und Bodenhaftung führt und den ganzen Körper energetisiert. Der Geist wird beruhigt, das Körpergefühl gestärkt und die Atmung vertieft.

In stressigen Phasen kann man schnell mal vergessen, dass man überhaupt einen Körper hat: Man verspürt kein Hungergefühl, man sackt immer mehr in sich zusammen und der Atem wird flach. Um eine Balance herzustellen, sollte die Energie vom Kopf in den Körper gelenkt werden.

Der besondere Vorteil dieser Asana: Der Berg kann überall und jederzeit ausgeführt werden.

Achtung: Die vermeintlich einfachsten Übungen sind häufig auch die schwierigsten. Für mehr Stabilität können Sie die Beine hüftbreit öffnen. Üben Sie den Berg ruhig einmal mit dem Rücken an einer Wand, um zu prüfen, ob Sie wirklich gerade stehen.

Was tun bei Stress?

Negativer Stress (Dystress) spielt sich vor allem im Kopf ab. Daher kann es in stressigen und belastenden Situationen hilfreich sein, bewusst auf den Boden der Tatsachen zurückzukehren und sich zum Beispiel mit der Asana „Berg" im wahrsten Sinne des Wortes wieder zu „erden".

Bei Stress empfehlen sich generell vor allem langsame Übungen. Fordernde Standhaltungen oder Rückwärtsbeugen sind eher kontraproduktiv.

Bei Stress geht es weniger darum, den Körper zu aktivieren, als darum, die Energie in andere Bahnen zu lenken, das heißt vor allem: weg vom Kopf.

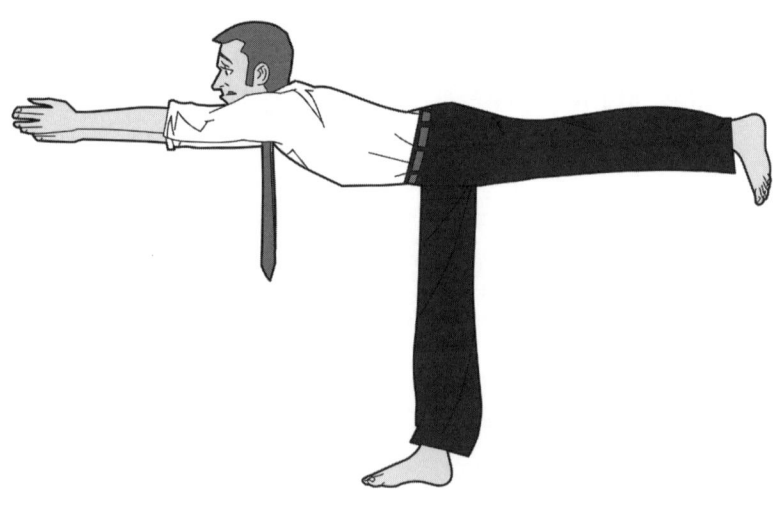

Was Sie für die innere Ausgeglichenheit tun können

Krieger 3

(Virabhadrasana 3)

In fünf Schritten in die Asana

1. Stellen Sie sich aufrecht mit geschlossenen Beinen hin.

2. Verlagern Sie nun das Gewicht auf den rechten Fuß. Beide Arme liegen eng am Körper.

3. Beugen Sie nun den Oberkörper langsam gerade nach vorne und heben Sie gleichzeitig das linke gestreckte Bein.

4. Bringen Sie Oberkörper und linkes Bein in eine möglichst waagerechte Linie und finden Sie Ihr Gleichgewicht. Die Arme hängen entspannt nach unten.

5. Heben Sie die Arme langsam und strecken Sie sie, so dass Bein, Oberkörper und Arme eine Linie bilden. Der Blick geht nach vorne zwischen die Hände. Bleiben Sie einige Atemzüge in dieser Position.

Aus der Asana

Senken Sie mit einer Einatmung das linke Bein zum Boden und kommen Sie wieder in den Stand zurück.

Auf der anderen Seite wiederholen.

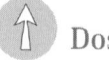 ## Dos

- Ziehen Sie die Zehen des nach hinten gestreckten Beines kräftig zu sich.
- Ziehen Sie die Arme und das gestreckte Bein auseinander und schaffen Sie so Länge in der Wirbelsäule.
- Halten Sie beide Gesäß- und Hüftseiten parallel zum Boden.
- Fixieren Sie einen Punkt, um das Gleichgewicht zu halten.

 ## Don'ts

- Nicht umfallen.
- Lassen Sie die Hüfte nicht zur Seite kippen.
- Vorsicht bei erhöhtem Blutdruck oder Schwindelgefühl.

Der fliegende Guru

Der Krieger 3 ist eine wirksame Übung bei Stress und Konzentrationsproblemen. Der Geist wird beruhigt und die Aufmerksamkeit auf einen Punkt gelenkt.

Der Kreislauf wird angeregt und das körperliche Gleichgewicht sowie die Balance zwischen Körper und Geist verbessert.

Nutzen Sie das nach hinten gestreckte Bein als Balancestange (nicht die Arme und nicht den Kopf oder den Rumpf). Sollten Sie am Anfang Probleme haben, das Gleichgewicht zu halten, können Sie sich auf einem Stuhl oder an einer Wand abstützen.

Quickprogramm fürs Büro

1. Ziehen Sie im Stehen oder im Sitzen die Schultern nach unten und atmen Sie langsam aus.

2. Lockern Sie die Kiefergelenke, indem Sie diese leicht massieren.

3. Spannen Sie beim Einatmen alle Muskeln an – vom Kopf bis zu den Füßen. Das Gesicht nicht vergessen. Entspannen Sie die Muskeln beim Ausatmen.

4. Wiederholen Sie diese Übung fünf Mal.

5. Schließen Sie anschließend die Augen, räkeln und strecken Sie sich und gähnen Sie ausgiebig.

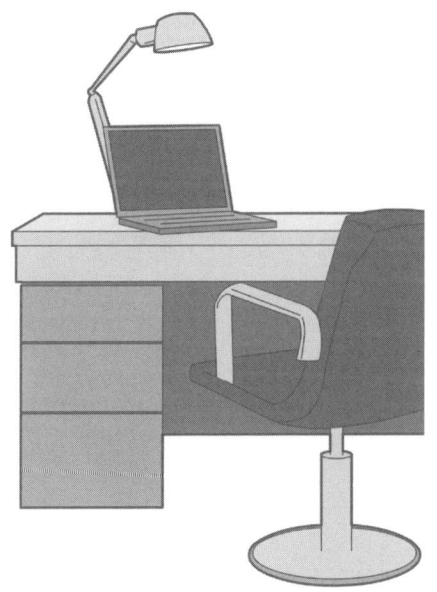

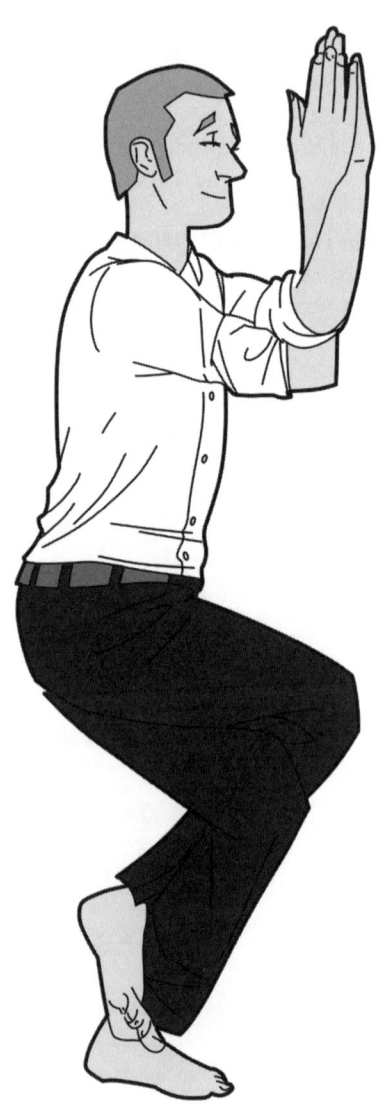

Was Sie für die innere Ausgeglichenheit tun können

Adler

(Garudasana)

In fünf Schritten in die Asana

1. Stehen Sie mit beiden Beinen fest auf dem Boden. Verlagern Sie dann das Gewicht auf das linke Bein und beugen Sie es leicht.

2. Balancieren Sie auf dem linken Bein und schlingen Sie nun das rechte Bein von vorne um die linke Wade. Haken Sie die Zehen des rechten Fußes innen am linken Schienbein ein.

3. Strecken Sie nun die Arme in Brusthöhe nach vorne und beugen Sie die Arme, die Finger zeigen zur Decke.

4. Umgreifen Sie nun mit dem rechten Arm von unten den linken Arm. Betten Sie den linken Ellenbogen in die rechte Ellenbeuge und drücken Sie die rechte Hand gegen die linke.

5. Halten Sie die gebeugten Ellbogen auf Brusthöhe und die Hände über dem Kopf.

Zurück aus der Asana

Lösen Sie zuerst die Arme. Dann bringen Sie den rechten Fuß wieder zum Boden.

Die Übung auf der anderen Seite wiederholen.

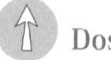 **Dos**

- Für eine bessere Balance fixieren Sie einen Punkt vor Ihnen.
- Achten Sie auf einen geraden Rücken.
- Wenn Ihnen die Übung in den Knien unangenehm ist, reicht es, wenn Sie nur die Beine überkreuzen und die Füße nebeneinanderstellen.

 Don'ts

- Verkrampfen Sie nicht.
- Beugen Sie sich nicht nach vorne.
- Nicht üben bei akuten Knieproblemen.

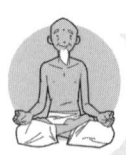 ## Der fliegende Guru

Der Adler ist eine sehr effektive Gleichgewichtsübung – perfekt, um bei Stress das innere Gleichgewicht wiederzufinden.

Auf Englisch wird die Übung mitunter „Difficult pose" genannt – was sicherlich niemanden verwundern wird, denn sie erfordert enorme Konzentration.

Der positive Nebeneffekt: Die Position Adler stärkt die Muskulatur und die Durchblutung der Beine. Außerdem lockert sie den Schulterbereich – ebenfalls sehr hilfreich bei Stress – und die Handgelenke, was beim sogenannten „Mausarm" hilft.

Um die Dehnung in den Schultern zu verstärken, schieben Sie die Arme etwas höher.

Wenn Sie die Asana ein paar Mal geübt haben, werden Sie schnell merken, dass sie viel schwieriger aussieht, als sie tatsächlich ist. Vielleicht kann man damit ja mal den einen oder anderen Kollegen beeindrucken …

Ich habe gelernt, dass man nicht gestresst sein muss, um etwas zu erreichen.

Renzo Piano, Architekt

Wechselatmung

1. Setzen Sie sich aufrecht hin – im Schneidersitz (Seite 148) oder einfach auf einen Stuhl – und schließen Sie die Augen.

2. Spreizen Sie Daumen und Ringfinger der rechten Hand, Zeige- und Mittelfinger sind gebeugt. Der Daumen dient zum Verschließen des rechten Nasenlochs, der Ringfinger ist für das linke Nasenloch.

3. Atmen Sie zunächst ruhig und tief durch die Nase ein und aus. Spüren Sie, wie sich die Bauchdecke beim Einatmen hebt und beim Ausatmen wieder senkt.

4. Führen Sie nach dem nächsten Ausatmen die rechte Hand zur Nase, schließen Sie mit dem Daumen das rechte Nasenloch und atmen Sie durch das linke Nasenloch tief ein.

5. Schließen Sie nun mit dem Ringfinger das linke Nasenloch, öffnen Sie das rechte Nasenloch und atmen Sie dadurch langsam vollständig aus.

6. Atmen Sie durch das rechte Nasenloch langsam und vollständig ein und durch das linke Nasenloch wieder vollständig aus.

7. Atmen Sie mindestens vier Runden in diesem Rhythmus und beenden Sie die Runde, indem Sie links ausatmen.

Was Sie für die innere Ausgeglichenheit tun können

Schneller Überblick

Atmen Sie immer durch das Nasenloch ein, durch das Sie zuletzt ausgeatmet haben:

Links: ein
Rechts: aus   Rechts: ein
Links: aus   Links: ein
Rechts: aus   Rechts: ein
Links: aus
usw.

Zählen Sie beim Ein- und Ausatmen jeweils gedanklich langsam bis vier.

Wenn Sie etwas geübt sind, können Sie länger ausatmen als einatmen: Zählen Sie dafür beim Einatmen gedanklich bis vier und beim Ausatmen bis sechs oder bis acht.

Der fliegende Guru

Durch welches Nasenloch atmen Sie gerade? Dumme Frage, werden Sie denken, durch beide natürlich. Doch der Mensch atmet jeweils nur durch ein Nasenloch, mal links, mal rechts. In der Regel wechselt das Nasenloch circa alle anderthalb Stunde.

In der yogischen Tradition steht rechts (Ha) für anregend und links (Tha) für beruhigend (Seite 168). Um eine Balance herzustellen, ist die Wechselatmung also eine phantastische Übung.

Quickprogramm

Bei vielen Menschen, die ihren Ärger eher herunterschlucken als ihm Luft zu machen, wirkt das Zwerchfell wie ein Deckel, der die Emotionen unter Verschluss hält. Bei zu viel Ärger und Stress kann das dazu führen, dass der Energiefluss zwischen Bauch und Brust blockiert wird, was auf Dauer die Anspannung verstärkt. Ein Teufelskreis, der sich mit der yogischen Atmung durchbrechen lässt.

Wenn Sie sich gestresst fühlen oder sich zu viele Sorgen machen, können ein paar tiefe, bewusste Atemzüge durch die Nase schon Linderung verschaffen.

Zu lange am Computer gearbeitet

Was gegen müde Augen und
gegen den berüchtigten Mausarm hilft

Donnerstag
(abends)

Das war ein stressiger Tag. Und jetzt
tun die Augen weh. Und nicht nur
die Augen, auch der Arm, der den ganzen
Tag die Computermaus bedient hat,
macht sich bemerkbar.

Was macht Supermanager?

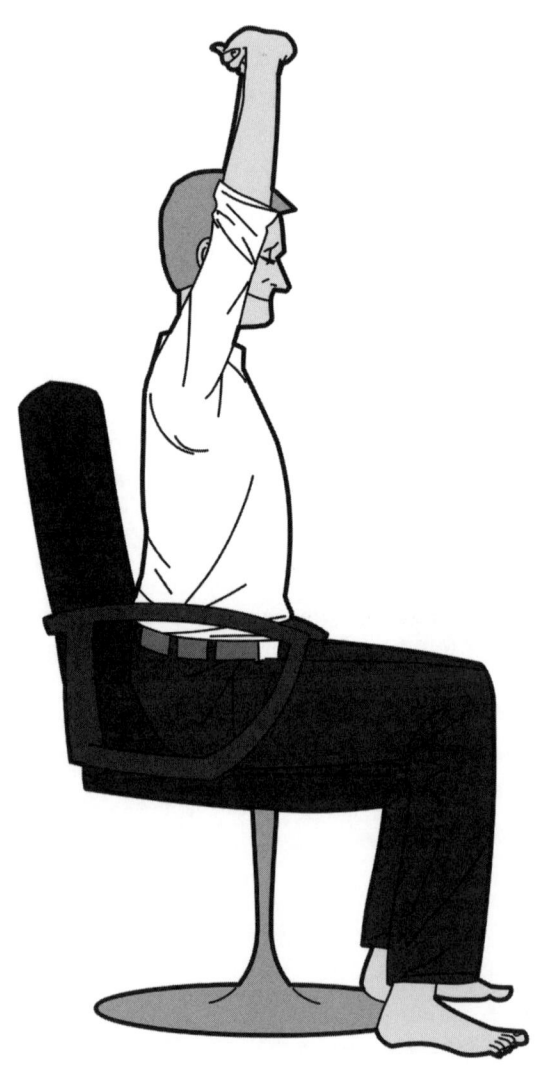

Was gegen den berüchtigten Mausarm und gegen müde Augen hilft

Berg – Variante fürs Büro

(Tadasana)

In fünf Schritten in die Asana

1. Setzen Sie sich auf die Kante Ihres Schreibtischstuhls. Die Beine stehen parallel, die Füße sind fest am Boden.

2. Strecken Sie nun beide Arme gerade nach vorne und verschränken Sie die Finger beider Hände ineinander.

3. Drehen Sie nun die Handflächen der verschränkten Hände nach vorne.

4. Heben Sie so die Arme gerade nach oben über den Kopf. Die Handflächen zeigen Richtung Decke.

5. Strecken Sie die Wirbelsäule und verbleiben Sie einige Atemzüge in dieser Position.

Aus der Asana

Bringen Sie die Arme wieder vor den Körper und lösen Sie die Hände.

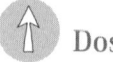 Dos

- Öffnen Sie den Brustraum.
- Ziehen Sie die Schultern nach unten.
- Spüren Sie die Drehung in den Handgelenken.
- Dehnen Sie die Handgelenke, indem Sie mit den Zeigefingern auf die Handrücken drücken.
- Atmen Sie tief ein und aus.

 Don'ts

- Ziehen Sie die Schultern nicht zu den Ohren.
- Nicht die Schultern nach vorne fallen lassen.

Der fliegende Guru

Bei der Arbeit am Computer bewegen wir die Handgelenke Tag für Tag in derselben Position. Kein Wunder, dass der sogenannte Mausarm mit Schmerzen im Unterarm oder Ellenbogen ein weitverbreitetes Leiden ist. Die Asana Berg mit gestreckten Armen lockert die Handgelenke, indem die Hände in die entgegengesetzte Richtung gedreht werden.

Außerdem ist die Übung gut gegen Nackenverspannungen und schnell und einfach im Büro auszuführen.

Gönnen Sie sich diese Übung ruhig regelmäßig einmal täglich.

Quickprogramm bei verspannten Handgelenken

Schnelle Hilfe bei verspannten Handgelenken:

1. Machen Sie mit der linken Hand eine Faust.

2. Rotieren Sie nun die Faust im Handgelenk einige Male nach links und dann nach rechts.

Mit der rechten Hand wiederholen.

Weitere hilfreiche Asanas, um die Handgelenke und die Unterarme zu stärken:

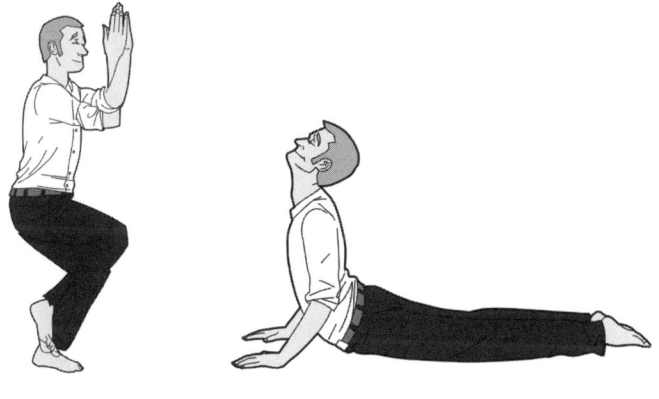

Adler
(Seite 94)

Kobra
(Seite 32)

Quickprogramm gegen müde Augen

Übung 1

1. Wärmen Sie Ihre Handflächen, indem Sie sie kräftig aneinanderreiben.

2. Legen Sie die Handflächen auf die geschlossenen Augen.

Übung 2

1. Stellen oder setzen Sie sich aufrecht hin, strecken Sie die Wirbelsäule und schauen Sie geradeaus.

2. Bewegen Sie dann beide Augäpfel nach links, dann nach rechts, anschließend nach unten und nach oben.

3. Kommen Sie wieder in die Ausgangsposition und schließen Sie die Augen.

Vorträge und Präsentationen

Wirksame Tools gegen Lampenfieber

Freitag

Wenn wichtige Meetings oder Präsentationen anstehen, kann sich schon einmal ein ungutes Gefühl einstellen: Der Puls wird schneller, die Hände ein wenig feucht und die Stimme schwächer. Jetzt bloß nicht nervös werden.

Was macht Supermanager?

Meditation to go

Um sich von Befürchtungen und negativen Gedanken abzulenken, empfiehlt sich eine einfache Meditation mit dem Fokus auf etwas Körperliches. Die einfachste Tätigkeit, die Sie dafür nutzen können, ist das Gehen – am besten das Gehen in der Natur. Sie können dazu aber auch eine kurze Strecke in Ihrem Büro oder an einem anderen Ort, an dem Sie ungestört sind, abstecken – und diese wiederholt auf und ab gehen.

Beim meditativen Gehen sind Ihre Schritte langsam, gelassen und ruhig. Gehen Sie wie jemand, der kein bestimmtes Ziel und keine Beschäftigung hat. Lenken Sie Ihre Gedanken auf den Vorgang des Gehens. Setzen Sie Ihre Schritte bewusst und langsam, so dass Sie den Bewegungsablauf nachvollziehen können. Spüren Sie den Kontakt Ihrer Füße mit dem Boden. Nehmen Sie den Weg vor sich wahr. Achten Sie auf Ihren Atem.

Wenn Sie auf einem begrenzten Areal üben, führen Sie Ihre Wendemanöver am Ende der Gehstrecke bewusst durch.

Wenn Ihre Gedanken abschweifen, richten Sie den Fokus immer wieder zurück auf das Gehen. Um sich besser konzentrieren zu können, ist es hilfreich, den Bewegungsablauf in Gedanken mitzuverfolgen: „rechten Fuß heben, nach vorne schieben, senken, absetzen" und „linken Fuß heben, nach vorne schieben, senken, absetzen" usw.

Beschäftigen Sie Ihre Gedanken und vertrauen Sie darauf, dass Sie auf Ihre Präsentation gut vorbereitet sind.

Wirksame Tools gegen Lampenfieber

Weitere Tools, die bei Lampenfieber helfen

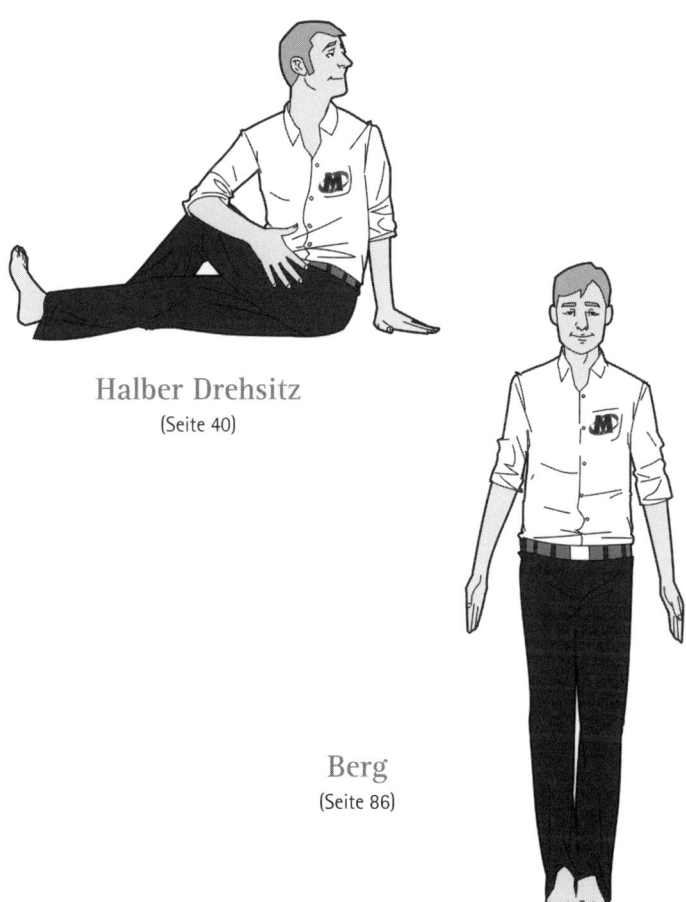

Halber Drehsitz
(Seite 40)

Berg
(Seite 86)

Sehr hilfreich gegen Nervosität ist auch die Wechselatmung (Seite 98f.).

Nach einer harten Woche

Übungen gegen Verspannungen, Kopf-, Schulter- und Rückenschmerzen

Freitag
(abends)

Die Woche war mal wieder ganz
schön stressig. Vieles ist gut gelaufen, aber
die Anspannung hat Spuren hinterlassen.
Der Einstieg ins Wochenende ist
ein guter Zeitpunkt, etwas gegen
die Verspannungen im Rücken zu tun.

Was macht Supermanager?

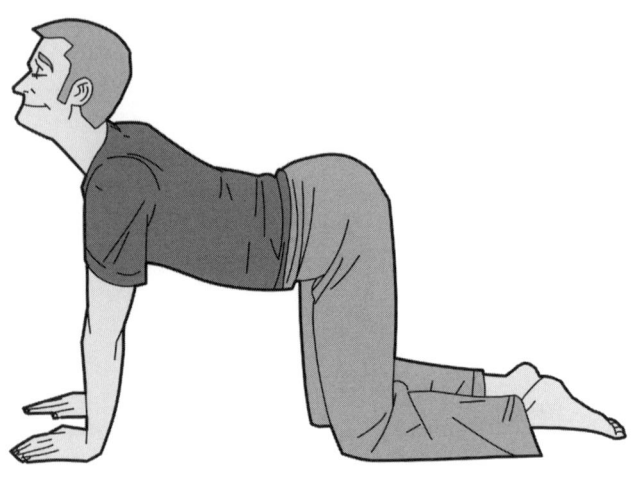

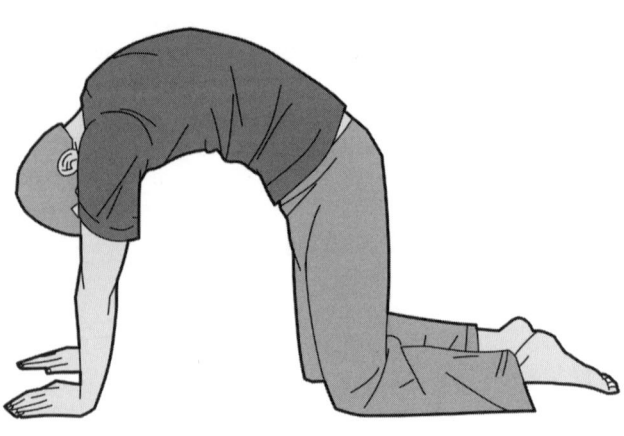

Katze

(Marjarasana)

In fünf Schritten in die Asana

1. Kommen Sie in den Vierfüßerstand (Die Beine sind hüftbreit geöffnet, die Knie befinden sich in einer Linie zu den Hüftknochen; die Hände mit gespreizten Fingern sind schulterbreit aufgestützt, die Handgelenke befinden sich in einer Linie zu den Schultergelenken, der Rücken ist möglichst gerade und parallel zum Boden).

2. Gehen Sie mit der nächsten Einatmung ins Hohlkreuz. Heben Sie den Kopf, der Blick geht zur Decke.

3. Spüren Sie, wie die Wirbelsäule in die Länge gezogen wird.

4. Machen Sie mit der nächsten Ausatmung den Rücken rund wie einen Katzenbuckel. Ziehen Sie die Schulterblätter auseinander und blicken Sie Richtung Bauchnabel.

5. Wiederholen Sie beide Positionen langsam mindestens drei Mal im Wechsel.

Zurück aus der Asana

Entspannen Sie den Rücken und kommen Sie wieder in eine neutrale Position.

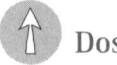 Dos

Beim Einatmen mit konkavem Rücken:

- Stellen Sie sich bildhaft vor, wie Sie die Wirbelsäule Wirbel für Wirbel strecken.
- Ziehen Sie die beiden Schulterblätter zueinander.

Beim Ausatmen mit Katzenbuckel:

- Spüren Sie, wie sich die Wirbelsäule Wirbel für Wirbel dehnt.
- Ziehen Sie die Schulterblätter auseinander und den Bauchnabel zur Wirbelsäule.

 Don'ts

- Gehen Sie nicht zu stark ins Hohlkreuz.
- Bei akuten Beschwerden in den Knien oder im unteren Rücken auf die Asana verzichten.

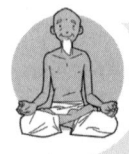 Der fliegende Guru

Diese Asana ist eine Wohltat für den Rücken, da sie die gesamte Wirbelsäule streckt und dehnt.

Gerade bei Verspannungen im unteren Rücken sowie im Nacken- und Schulterbereich werden Sie rasch eine Besserung spüren.

Diese Übung empfiehlt sich auch bei Ischiasbeschwerden.

Ein angenehmer Nebeneffekt: Auch die Armmuskulatur wird gekräftigt und die Handgelenke werden gestärkt.

Regelmäßig angewendet, hält die Katze die Wirbelsäule elastisch und geschmeidig und beugt Verspannungen vor.

Variante

Sie können die Übung in ihrer Wirkung noch ein wenig
steigern, indem Sie beim Ausatmen zum Runden des Rückens
die Knie im Wechsel zur Stirn bringen.

Beim Einatmen können Sie zusätzlich die Beine im Wechsel
nach hinten und nach oben strecken. Achten Sie auf eine starke
Dehnung der Achillesferse: Die Zehen sind angezogen.

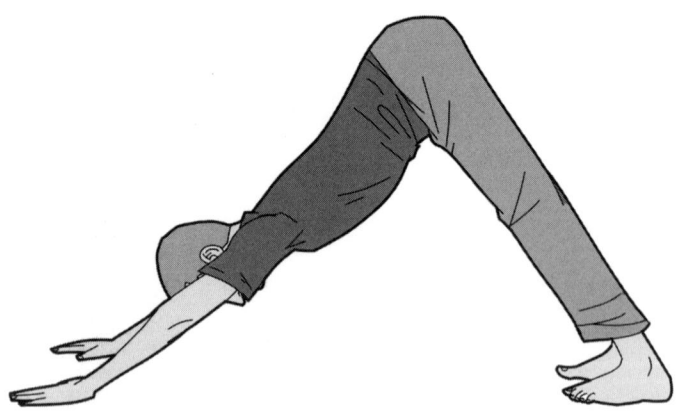

Herabschauender Hund

(Adho Mukha Shvanasana)

In fünf Schritten in die Asana

1. Kommen Sie in den Vierfüßerstand (Seite 113).

2. Stellen Sie die Zehen auf und drücken Sie die Hände mit gespreizten Fingern fest in den Boden.

3. Verlagern Sie nun das Gewicht nach hinten und schieben Sie mit durchgestreckten Armen das Gesäß Richtung Decke.

4. Halten Sie den Rücken gerade und drücken Sie die Fersen Richtung Boden.

5. Lassen Sie den Nacken locker und schauen Sie Richtung Bauchnabel.

Zurück aus der Asana

Beugen Sie die Beine und kommen Sie vorsichtig zurück in den Vierfüßerstand.

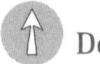 Dos

- Spannen Sie in der Übung die Oberschenkel an, als ob sich jemand auf Ihre Beine setzen wollte.
- Ziehen Sie den Bauchnabel zur Wirbelsäule.
- Achten Sie auf einen gerade und gestreckten Rücken.
- Öffnen Sie die Schultern, indem Sie die Oberarme nach außen rollen.
- Verlagern Sie möglichst viel Gewicht auf die Beine und Füße.

 Don'ts

- Beugen Sie weder die Arme noch die Beine.
- Nicht den Nacken verspannen.
- Halten Sie nicht die Luft an.

Der fliegende Guru

Wenn Sie diese Asana das erste Mal üben, kann sich die Haltung ganz schön merkwürdig anfühlen. Je öfter Sie den herabschauenden Hund praktizieren, desto mehr spüren Sie die positive Wirkung, die Streckung und Entlastung der gesamten Wirbelsäule. Diese Übung ist sehr wirkungsvoll bei einem verspannten Nacken. Achten Sie darauf, den Kopf in der Position locker und entspannt hängen zu lassen.

Außerdem – ein schöner Nebeneffekt – trainieren Sie Ihre Schulter- und Beinmuskeln und fördern die Durchblutung des Gehirns.

Die Übung stärkt das Immunsystem – lang-, aber auch kurzfristig: Der herabschauende Hund empfiehlt sich, wenn eine Erkältung im Anmarsch ist – aber nicht übertreiben!

Quickprogramm fürs Büro

(Nackenverspannungen)

Gegen Nackenverspannungen verschaffen schon kleine Übungen, die Sie problemlos in Ihren Berufsalltag integrieren können, Linderung.

1. Richten Sie – im Stehen oder im Sitzen – die Wirbelsäule auf, rollen Sie die Schultern zurück. Blicken Sie gerade nach vorne und atmen Sie tief ein.

2. Drehen Sie nun mit der Ausatmung langsam den Kopf nach links und blicken Sie über die linke Schulter.

3. Kehren Sie mit der nächsten Einatmung langsam zur Mitte zurück.

4. Drehen Sie mit der Ausatmung den Kopf langsam nach rechts.

5. Kehren Sie mit der nächsten Einatmung wieder zur Mitte zurück und atmen Sie vollständig aus. Einige Male wiederholen.

 Dos

- Führen Sie die Bewegungen langsam und bewusst aus.
- Synchronisieren Sie die Drehungen mit Ihrer Atmung.
- Sie können bei dieser Übung die Augen schließen, um die Drehung besser wahrzunehmen.

 Don'ts

- Nicht den Nacken überdehnen.

Quickprogramm fürs Büro

(Schulterverspannungen)

Auch gegen Verspannungen in den Schultern gibt es wirksame
Übungen für zwischendurch.

1. Richten Sie – im Stehen oder im Sitzen – die Wirbelsäule
   auf, rollen Sie die Schultern zurück und blicken Sie gerade
   nach vorne.

2. Heben Sie nun die Schultern so weit wie möglich zu den
   Ohren (jetzt dürfen Sie endlich mal ...) und ziehen Sie diese
   anschließend aber umso kräftiger wieder nach unten. Vier
   Mal wiederholen.

3. Rotieren Sie nun beide Schultern mindestens vier Mal langsam nach hinten.

4. Kreisen Sie anschließend Ihre Schultern mindestens vier Mal
   langsam in die entgegengesetzte Richtung nach vorne.

5. Kehren Sie wieder zur Mitte zurück.

 Dos

• Führen Sie die Bewegungen langsam und bedächtig aus.
• Genießen Sie die Entspannung in den Schultern.

 Don'ts

• Keine hektischen Bewegungen.

Quickprogramm für zu Hause

Eine wohltuende und entspannende Position ist die Haltung des Kindes.

Legen Sie ein großes Kissen oder eine Decke zwischen Ihre Beine und legen Sie Ihren Oberkörper und die Stirn darauf ab.

Mindestens zehn tiefe Atemzüge in dieser Position bleiben. Atmen Sie dabei bewusst in den unteren Rücken und spüren Sie die Dehnung.

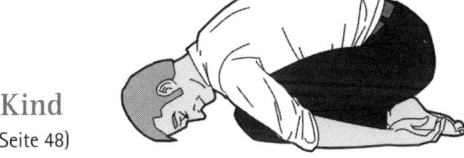

Kind
(Seite 48)

Der fliegende Guru

Um Verspannungen und Rückenschmerzen entgegenzu-wirken, machen Sie einmal täglich eine Vorwärtsbeuge. Dies dehnt die Wirbelsäule.

Wenn der untere Rücken schmerzt, legen Sie sich für einige Minuten mit flachem Rücken auf den Boden und legen Sie die angewinkelten Beine auf einen Stuhl. Dies entlastet die Wirbelsäule.

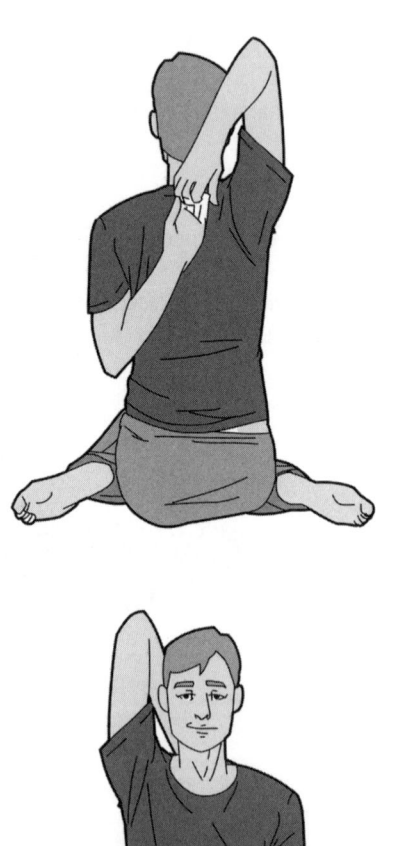

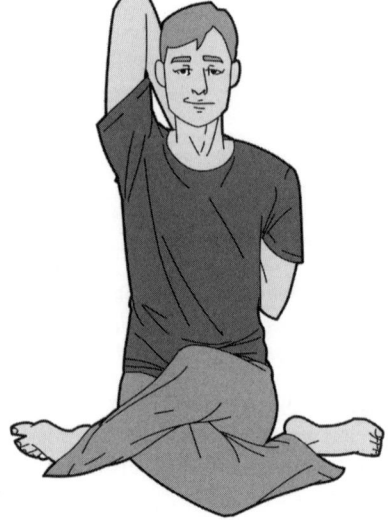

Kuhgesicht

(Gomukhasana)

In fünf Schritten in die Asana

1. Setzen Sie sich mit gestreckten Beinen auf den Boden oder auf ein Kissen bzw. eine gefaltete Decke.

2. Winkeln Sie nun das linke Bein an, schlagen es über den rechten Oberschenkel und ziehen Sie den linken Fuß sanft neben die rechte Gesäßhälfte.

3. Winkeln Sie nun das rechte Bein an, platzieren Sie den rechten Fuß neben die linke Gesäßhälfte und richten Sie die Wirbelsäule auf.

4. Strecken Sie den rechten Arm von oben Richtung Schulterblätter und den linken Arm von unten Richtung Schulterblätter.

5. Versuchen Sie nun, beide Hände ineinanderzugreifen und die Schultern auseinanderzuziehen.

Zurück aus der Asana

Lösen Sie zuerst die Arme und dann die Beine.

Auf der anderen Seite wiederholen.

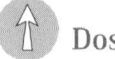 Dos

- Die Oberschenkel eng verschränken, das obenliegende Bein weit nach hinten ziehen.
- Die Fußsohlen zeigen nach hinten.
- Den Brustkorb öffnen.

 Don'ts

- Nicht den Rücken krümmen.
- Beugen Sie den Kopf nicht zur Seite.
- Bei Knieproblemen oder Durchblutungsstörungen in den Beinen nicht üben oder eine andere Sitzposition wählen.

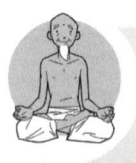 Der fliegende Guru

Dieses Tool wirkt vielfältig bei Verspannungen: Die Schultermuskulatur wird gelockert, der Brustraum geöffnet und die Wirbelsäule gestreckt.

Wenn die Sitzhaltung für Sie sehr unbequem ist, ist der Fersensitz bzw. die Unterstützung mit einem Sitzkissen oder einem kleinen Höckerchen zwischen Gesäß und Fersen eine gute Alternative.

Wenn Sie die Hände nicht hinter dem Rücken fassen können, versuchen Sie, die Hände so weit wie möglich zueinander zu bewegen. Verwenden Sie Ihren Gürtel oder Ihre Krawatte als Hilfsmittel. Fassen Sie beide Enden hinter Ihrem Rücken und wandern Sie mit den Händen aufeinander zu.

Meistens fällt die Haltung auf einer Seite leichter. Je häufiger Sie üben, desto mehr werden sich beide Seiten angleichen und desto leichter wird Ihnen die Position fallen.

Quickprogramm fürs Büro

1. Setzen Sie sich auf die Kante Ihres Schreibtischstuhls.
   Die Beine sind parallel, die Füße sind fest am Boden.

2. Legen Sie Ihre Krawatte ab und nehmen Sie diese in die
   rechte Hand.

3. Strecken Sie den rechten Arm zur Decke und beugen ihn mit
   der Krawatte in der Hand von oben Richtung Schulterblätter.

4. Nehmen Sie den linken Arm in einem großen Bogen nach
   hinten, klappen Sie den Unterarm hoch und greifen Sie das
   Krawattenende.

5. Wandern Sie mit den Händen so weit wie möglich aufeinander zu, ziehen Sie mit Hilfe der Krawatte die Arme
   auseinander und öffnen Sie den Brustkorb.

Auf der anderen Seite wiederholen.

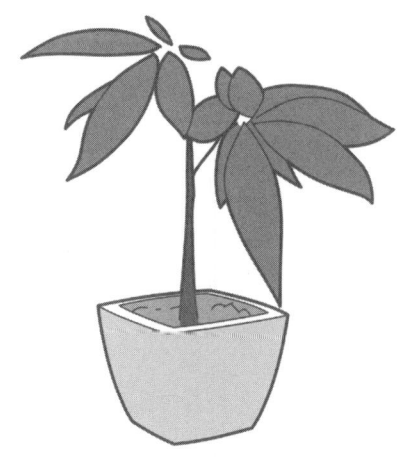

Der ultimative Kick

Wie Sie Ihr Immunsystem stärken

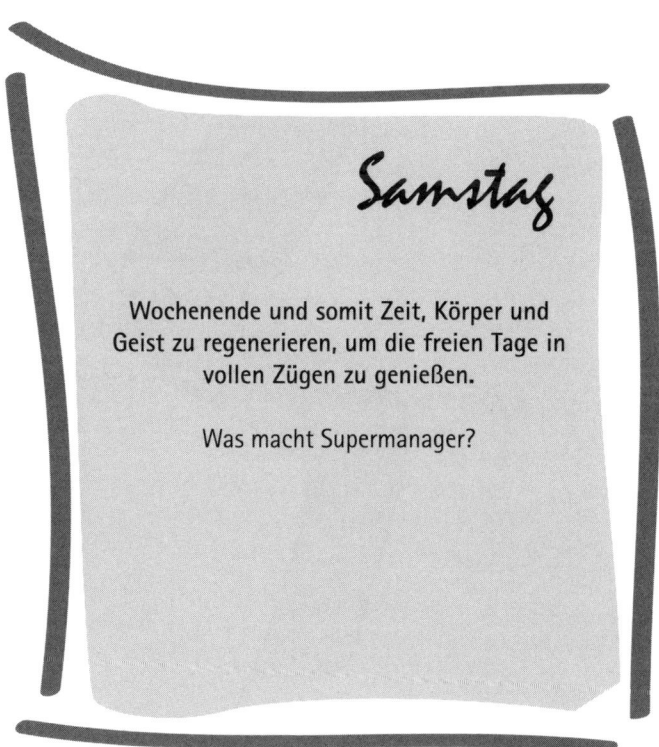

Samstag

Wochenende und somit Zeit, Körper und
Geist zu regenerieren, um die freien Tage in
vollen Zügen zu genießen.

Was macht Supermanager?

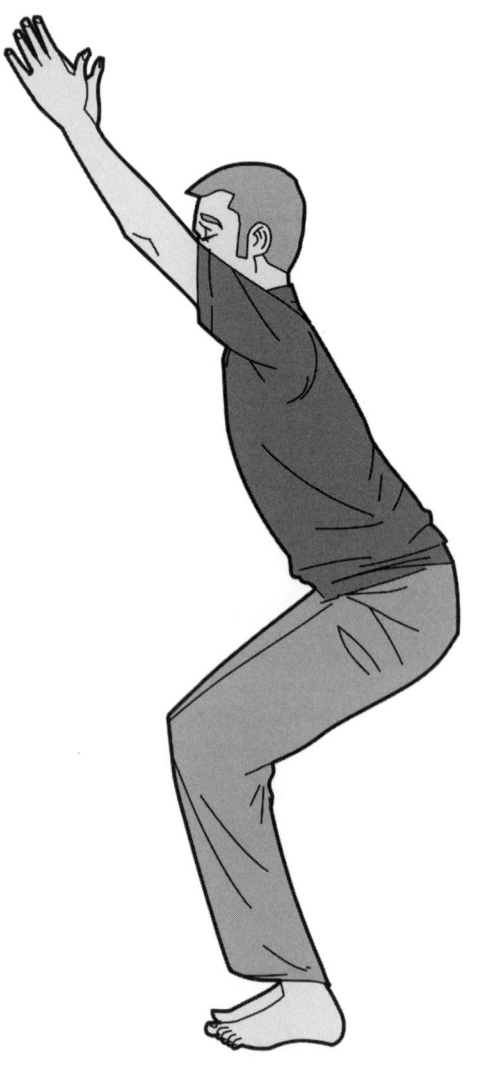

Wie Sie Ihr Immunsystem stärken

Stuhl

(Utkatasana)

In fünf Schritten in die Asana

1. Nehmen Sie als Ausgangsposition die Stellung des Berges (Seite 86) ein.

2. Heben Sie nun mit der Einatmung beide Arme gerade nach oben. Die Handflächen zeigen zueinander, die Finger sind Richtung Decke gestreckt.

3. Atmen Sie aus und beugen Sie die Beine, als ob Sie sich auf einen Stuhl setzen wollten. Knie und Füße berühren sich. Die Fersen bleiben am Boden.

4. Achten Sie darauf, nicht ins Hohlkreuz zu gehen.

5. Bleiben Sie einige Atemzüge in dieser Position und versuchen Sie mit jeder Ausatmung, die Beine noch ein wenig mehr zu beugen.

Aus der Asana

Kommen Sie mit der Ausatmung wieder in einen aufrechten Stand und senken Sie die Arme.

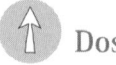 **Dos**

- Im Idealfall befinden sich Ihre Arme neben den Ohren.
- Ziehen Sie das Steißbein Richtung Boden und spüren Sie, wie dabei die gesamte Wirbelsäule gestreckt wird.
- Im Idealfall sind die Oberschenkel parallel zum Boden.
- Der Blick geht nach vorne.

 Don'ts

- Gehen Sie nicht ins Hohlkreuz.
- Nicht die Schultern zu den Ohren ziehen.
- Achten Sie darauf, nicht den Nacken zu überdehnen.
- Nicht den Rücken krümmen.

Der fliegende Guru

Diese Übung gefällt Ihnen nicht? Trösten Sie sich: Viele Menschen empfinden diese Übung am Anfang als sehr anstrengend bis unangenehm. Dabei ist diese Position ein sehr effektives Tool, um den Körper von innen zu wärmen und die Abwehrkräfte zu stärken.

Aufgrund von Nackenverspannungen kann es schwerfallen, die Arme parallel zu den Ohren nach oben zu strecken. Eine gute Alternative ist, die Arme gestreckt so weit nach vorne zu senken, bis es Ihnen angenehm ist. Wichtig ist vor allem, dass Sie die Schultern nicht zu den Ohren ziehen. Und von Mal zu Mal werden Sie auch die Arme weiter zurücknehmen können.

Es lohnt sich durchzuhalten, denn diese Asana ist eine wahre Schatzkiste: Die inneren Organe werden besser durchblutet, das Zwerchfell gehoben, Fuß-, Bein-, Rücken- und Bauchmuskeln werden gekräftigt. Und sie hilft auch gegen Nackenverspannungen.

Wie Sie Ihr Immunsystem stärken

Kriegerserie

Die Sequenz aus den drei Kriegern fördert ebenfalls die Körperabwehr und wärmt stark. Schließen Sie die einzelnen Krieger nahtlos aneinander an, ohne nach jedem Krieger wieder in Ausgangsposition zu gehen.

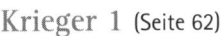

Krieger 1 (Seite 62)

Sie befinden sich in der Position Krieger 1, das rechte Bein ist vorne gebeugt.

Kreisen Sie nun den linken gestreckten Arm nach unten und nach hinten und senken Sie gleichzeitig den rechten gestreckten Arm bis auf Schulterhöhe, bis beide Arme eine Linie bilden.

Krieger 2 (Seite 66)

Drehen Sie die linke Hüftseite, so dass der Bauchnabel zur Seite schaut. Der Blick bleibt nach vorne gerichtet.

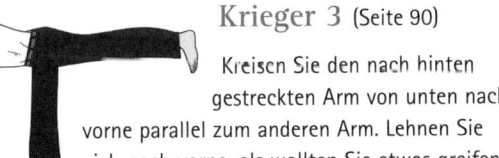

Krieger 3 (Seite 90)

Kreisen Sie den nach hinten gestreckten Arm von unten nach vorne parallel zum anderen Arm. Lehnen Sie sich nach vorne, als wollten Sie etwas greifen, und heben Sie dabei langsam das linke Bein.

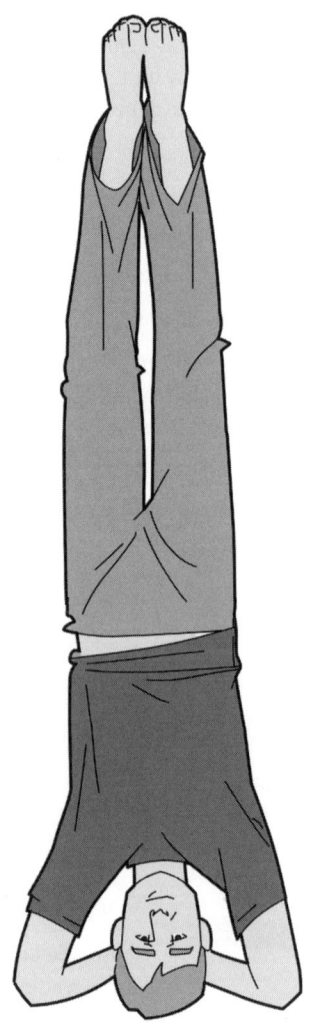

Wie Sie Ihr Immunsystem stärken

Kopfstand

(Shirshasana)

In fünf Schritten in die Asana

1. Knien Sie sich mit geschlossenen Beinen auf Ihre Yoga-
   Matte, stützen Sie die Unterarme in Schulterbreite auf der
   Matte ab, so dass Ihre Unterarme ein Dreieck bilden, und
   falten Sie die Hände zu einer Schale.

2. Legen Sie den Hinterkopf in Ihre zu einer Schale geformten
   Hände. Bringen Sie Ihren Scheitelpunkt auf den Boden und
   strecken Sie den Nacken.

3. Stützen Sie sich nun auf die Zehenspitzen, strecken Sie die
   Beine, heben Sie die Hüfte und laufen Sie in kleinen Schrit-
   ten Richtung Kopf. Das Gesäß hebt sich dabei immer weiter
   Richtung Decke – der halbe Kopfstand ist schon geschafft.

4. Wenn die Füße nah am Kopf und der Rumpf fast senkrecht
   sind, heben Sie ein Bein nach dem anderem vom Boden und
   führen Sie die Fersen Richtung Gesäß.

5. Wenn Sie stabil stehen, strecken Sie beide Beine und die
   Zehen (Alternative: Die Fußsohlen zeigen zur Decke). Wichtig
   ist die Körperspannung. Einige Atemzüge halten.

Aus der Asana

Kommen Sie langsam Schritt für Schritt in umgekehrter Reihen-
folge wieder aus der Übung heraus und ruhen Sie sich für ein
paar Atemzüge in der Kindhaltung (Seite 48) aus. Diese Gegen-
bewegung ist wichtig, um den Nacken zu entspannen.

Dos

- Üben Sie zunächst den halben Kopfstand, um ein Gefühl für die Position zu bekommen: Sie werden Ihr Zentrum besser ausrichten können und das Gleichgewichtsgefühl verbessern. Auch das Üben an der Wand ist zur Unterstützung empfehlenswert.
- Wichtig ist die Körperspannung in Armen, Rumpf, Beinen bis zu den Zehen. Strecken Sie den gesamten Körper Richtung Decke, damit die Schädeldecke und die Halswirbel entlastet werden.

 Don'ts

- Achten Sie unbedingt darauf, nicht in den Nacken zu sacken.
- Den Abstand zwischen den Ellenbogen nicht zu groß wählen.
- Auf keinen Fall üben bei Problemen mit der Halswirbelsäule.
- Nicht üben bei Bluthochdruck, Kopfschmerzen, Tinnitus, Schwindelanfällen, erhöhtem Augendruck oder – für Frauen – während der Periode.

Der fliegende Guru

Zugegeben, eine Asana für Fortgeschrittene. Aber Sie wären sicherlich enttäuscht, wenn gerade der Kopfstand hier in diesem Buch gefehlt hätte, ist er doch geradezu ein Sinnbild von Yoga, zumindest in der westlichen Vorstellung. Und zu Recht: Die Effekte des Kopfstands sind faszinierend. Daher gilt er auch als König der Asanas.

Die komplette Umkehrung der normalen Körperhaltung führt dazu, dass die inneren Organe entlastet werden. Der Stoffwechsel wird angeregt und das Immunsystem gestärkt.

Sie werden sich danach wie berauscht fühlen.

Ich habe mich entschieden, glücklich zu sein.
Das ist besser für die Gesundheit.

Voltaire

Das Rundum-Paket

Wie Sie Ihren gesamten Körper vitalisieren

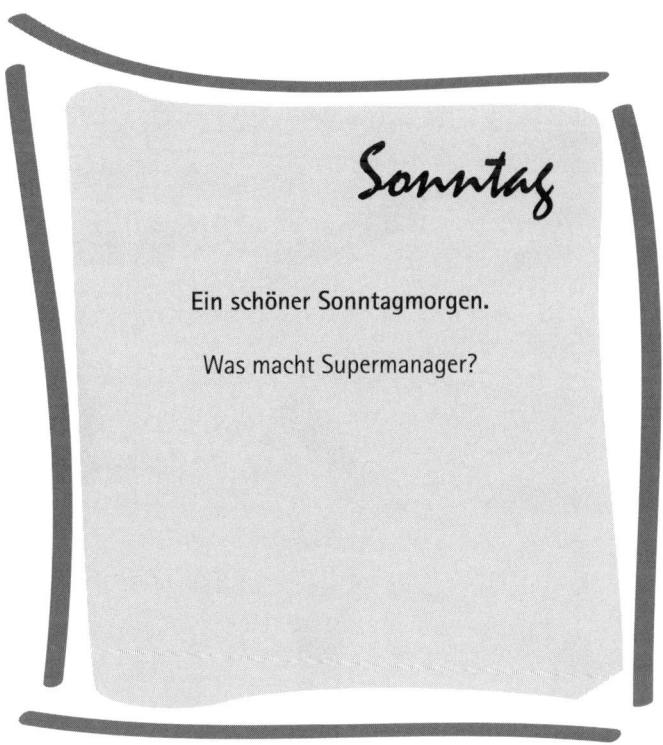

Sonntag

Ein schöner Sonntagmorgen.

Was macht Supermanager?

Sonnengruß

(Surya Namaskar)

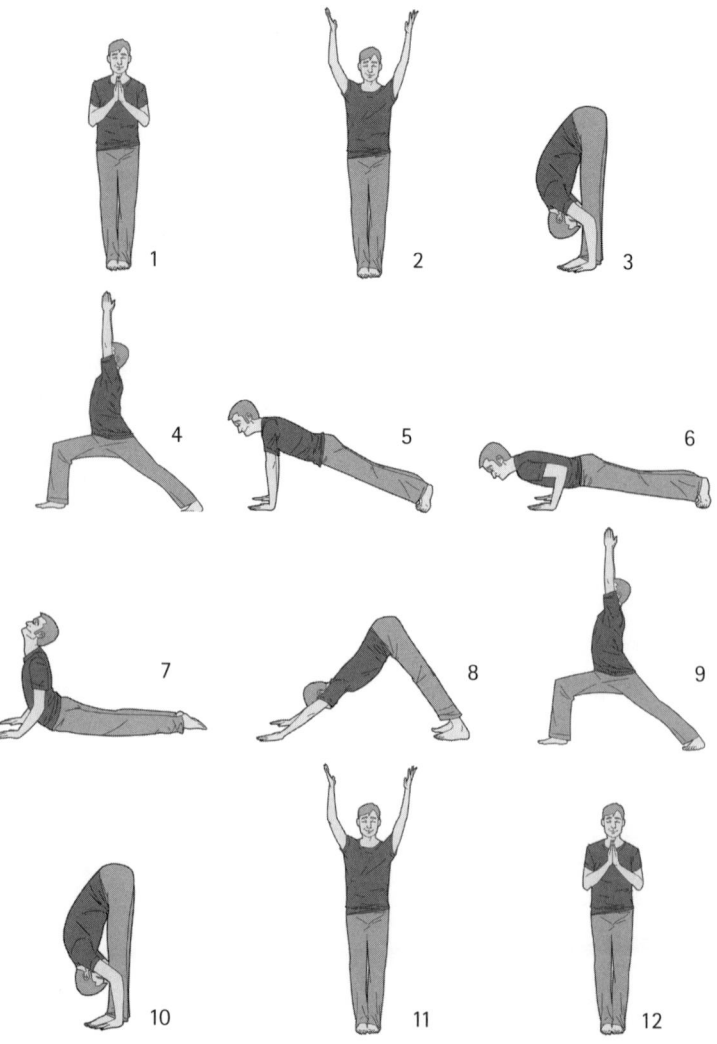

Wie Sie Ihren gesamten Körper vitalisieren

Die meisten dieser Positionen kennen Sie schon.

1. Nehmen Sie zunächst die Stellung des Berges (Seite 86) und führen Sie die gefalteten Hände vor die Brust. Dies ist die sogenannte Grußhaltung.

2. Atmen Sie ein und heben Sie die gestreckten Arme nach oben. Sie können den Oberkörper dabei leicht nach hinten dehnen, die Beine bleiben dabei gestreckt, das Becken gerade.

3. Mit der Ausatmung gehen Sie in die Vorwärtsbeuge (Seite 18).

4. Atmen Sie ein und nehmen Sie die Position des ersten Kriegers (Seite 62) ein, indem Sie mit dem rechten Bein einen Ausfallschritt nach vorne machen und den Oberkörper aufrichten.

5. Halten Sie den Atem und gehen Sie in die Brettposition (Seite 58), indem Sie die Hände auf den Boden aufstellen und das linke Bein nach hinten führen.

6. Atmen Sie aus und begeben Sie sich in den Low Push-up (Seite 61).

7. Mit der nächsten Einatmung legen Sie den Körper am Boden ab und nehmen Sie die Kobra-Position (Seite 32) ein, indem Sie den Oberkörper nach hinten dehnen.

8. Atmen Sie aus und kommen Sie in die Position „Herabschauender Hund" (Seite 116), indem Sie das Gesäß Richtung Decke strecken.

9. Mit der nächsten Einatmung bringen Sie das linke Bein mit Schwung zwischen Ihre Hände und richten Sie den Oberkörper auf in den ersten Krieger (Seite 62).

10. Atmen Sie aus, bringen Sie den hinteren Fuß nach vorne und gehen Sie in die Vorwärtsbeuge (Seite 18).

11. Richten Sie den Oberkörper mit der nächsten Einatmung auf in die Bergposition mit erhobenen Armen.

12. Atmen Sie aus und führen Sie die gefalteten Hände zur Brust in die Grußhaltung.

Ein kompletter Sonnengruß ist geschafft.

Der fliegende Guru

Der Sonnengruß besteht aus einer Folge von 12 Asanas, die Sie bereits kennengelernt haben. Diese können Sie als Aufwärmprogramm vor Ihren Yoga-Übungen nutzen oder auch als eigenständige Übungsreihe.

Der Sonnengruß ist, wie der Name schon sagt, ein idealer Muntermacher, der den gesamten Körper trainiert. Achten Sie darauf, dass Sie die einzelnen Übungen fließend miteinander verbinden.

Wenn Sie den Sonnengruß zur Vitalisierung üben, können Sie das Tempo steigern. Wenn Sie ihn als eigenständige Reihe praktizieren, können Sie in den einzelnen Asanas auch für längere Zeit – mindestens eine halbe Minute bis zu zwei Minuten – verbleiben.

Vielleicht inspiriert Sie diese Übungsfolge ja, um Sie künftig jeden Tag zu praktizieren ...

Qualitätsmanagement

Wie Sie aus dem Übungsprogramm das Beste für sich herausholen

Die positiven Wirkungen der Asanas in diesem Buch lassen sich verstärken, wenn Sie beim Üben neben den speziellen Übungsanweisungen ein paar allgemeine Tipps beherzigen. Mit diesen Power-Tools machen Sie aus jeder Asana ein komplettes Yoga-Programm.

- Bleiben Sie länger in der Asana. Insbesondere bei Standhaltungen bauen Sie damit Muskeln auf – und Willenskraft, insbesondere wenn die Position unbequem wird. Widerstehen Sie dem Impuls, sich zu kratzen oder etwas auf dem Tisch zurechtzurücken. Oder: Wiederholen Sie die Asana – gehen Sie zweimal hintereinander in dieselbe Asana und nehmen Sie die Veränderung in Ihrer Haltung wahr.

- Asanas sind keine starren Haltungen, sondern dynamische Positionen, in denen Sie Ihre Körperenergien in Schwung bringen. „Frieren" Sie deshalb nicht ein, wenn Sie Ihre Asana eingenommen haben, sondern sorgen Sie durch Haltungskorrekturen für einen kontinuierlichen Energiefluss. Picken Sie sich dazu bei jedem Üben eine Anweisung heraus, auf die Sie sich konzentrieren wollen. Entspannen Sie alle Körperregionen, die nicht angespannt werden müssen – Ihr Gesicht, Ihre Zunge, die Schultern.

- Für das richtige Atmen in einer Asana hilft folgende Gedankenstütze: Atmen Sie ein, wenn Sie Ihren Oberkörper von den Beinen wegbewegen, und aus, wenn Sie sich auf Ihre Beine zu bewegen.

- Um den Atem noch mehr zu vertiefen und den Körper stärker zu energetisieren, können Sie die sogenannte Uijayi-Atmung (siegreiche Atmung) anwenden. Bei der auch Kehlkopf- ritzenatmung genannten Technik verengen Sie beim Atmen durch die Nase leicht den Kehlkopf, als wollten Sie einen Spiegel anhauchen, ohne aber dabei den Mund zu öffnen. So entsteht beim Atmen ein Geräusch wie ein leises Schnarchen oder, poetischer ausgedrückt, wie ein Meeresrauschen. Die Uijayi-Atmung wärmt und belebt den gesamten Organismus.

- Atmen Sie gedanklich in die Körperregionen, die gerade besonders belastet sind, und schaffen Sie damit Raum.

- Um in eine aufrechte Rückenhaltung zu kommen, ziehen Sie zuerst die Schultern zu den Ohren und rollen Sie dann die Schultern in einer großen Bewegung erst kräftig nach hinten und dann nach unten.

- Öffnen Sie Ihren Brustkorb, indem Sie die Schlüsselbeine nach außen ziehen. Schieben Sie das Brustbein in Richtung Decke.

- Längen Sie Ihren Nacken, indem Sie Ihr Kinn leicht an den Hals heranziehen. Oder wie es ein Yoga-Lehrer einmal tref- fend ausdrückte: Machen Sie einen skeptischen Blick.

- Drücken Sie das Steißbein zum Schambein, spannen Sie den Beckenboden an.

- Rollen Sie beim Strecken der Beine die Oberschenkel nach innen – gegen den Widerstand der Waden, die sich nach außen und hinten bewegen. Ziehen Sie die Kniescheiben nach oben.

- Drücken Sie bei Standhaltungen die Fußsohlen gleichmäßig in den Boden – Innenkante, Ferse, Außenkante und Zehen. Krallen Sie sich nicht mit den Zehen fest, sondern spreizen Sie die Zehen ab, vor allem die kleinen Zehen. Wenn Sie mit parallelen Beinen stehen, sollten die Außenkanten der Füße parallel zum Mattenrand stehen.

- Drehen Sie beim Strecken der Arme die Außenachseln zu den Innenachseln – gegen den Widerstand der Unterarme.

- Wenn Sie Hände auf dem Boden aufsetzen, gilt dasselbe: Drücken Sie die Handflächen möglichst plan auf den Boden, auch die Haut zwischen Zeigefinger und Daumen. Spreizen Sie die Finger.

- Lernen Sie zwischen „guten" und „schlechten" Schmerzen zu unterscheiden. Die Dehnung selten bewegter Körperteile kann zunächst schwierig oder unangenehm erscheinen. Möglicherweise ist ein dumpfer Dehnungsschmerz spürbar. Dieser sollte nach der Übung schnell wieder abklingen. Vorsicht ist dagegen bei hellen und stechenden Schmerzen geboten, die anhalten oder sich verschlimmern. Sie weisen auf eine Überlastung mit erhöhter Verletzungsgefahr hin. Schonen Sie die entsprechenden Körperregionen und arbeiten Sie lieber mit den angrenzenden Partien.

Corporate Identity

Wie Sie mit Meditation eingefahrene
Verhaltensweisen langfristig ändern und Ihren
Ruhepol finden

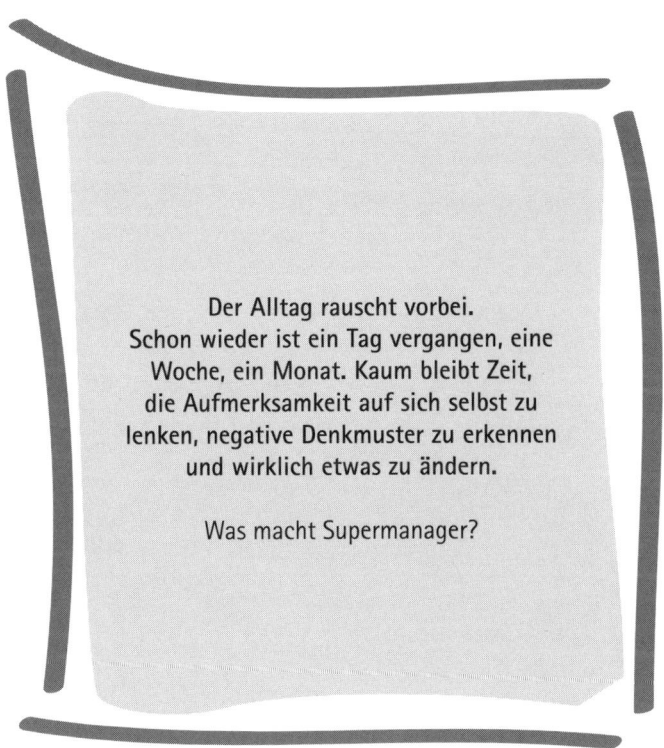

Der Alltag rauscht vorbei.
Schon wieder ist ein Tag vergangen, eine
Woche, ein Monat. Kaum bleibt Zeit,
die Aufmerksamkeit auf sich selbst zu
lenken, negative Denkmuster zu erkennen
und wirklich etwas zu ändern.

Was macht Supermanager?

Zur Einstimmung

Um zu verstehen, was bei der Meditation passiert, eine kleine Vorübung für Sie. Planen Sie dafür acht Minuten ein. Zur Zeitkontrolle können Sie die Countdown-Funktion Ihres Handys oder einen Wecker verwenden. Setzen Sie sich nun mit aufrechtem Rücken auf einen Stuhl, ohne sich anzulehnen. Die Beine stehen parallel, die Hände ruhen auf den Oberschenkeln. Die Augen sind geschlossen. Versuchen Sie, während der Übung jede Bewegung zu unterlassen. Konzentrieren Sie sich jetzt ganz auf Ihren Atem. Beobachten Sie die einzelnen Atemzüge: Woher kommt der Atem? Wohin fließt er?

Vermeiden Sie dabei aber bewusst jeden anderen Gedanken.

Die wenigsten Menschen können sich mehr als ein paar Sekunden ausschließlich auf den Atem konzentrieren. Denn dann meldet sich der „Affengeist" in unserem Kopf mit Vehemenz zurück. Gedanken steigen auf, ein Einfall folgt dem nächsten, und im Nu sind wir mit unserem Bewusstsein ganz woanders. „Sitze ich wirklich gerade?", „Meine Schultern sind heute aber sehr verspannt", „Nachher muss ich unbedingt noch Herrn Ding anrufen", „Ob er meine Mail schon gelesen hat?"...

Irgendwann in dieser Kette von Assoziationen merken wir plötzlich, dass wir nicht mehr beim Atmen sind. Dieser Moment der Aufmerksamkeit ist entscheidend in der Meditation. Denn jetzt schalten wir zur bewussten Wahrnehmung zurück und konzentrieren uns wieder auf den Atem.

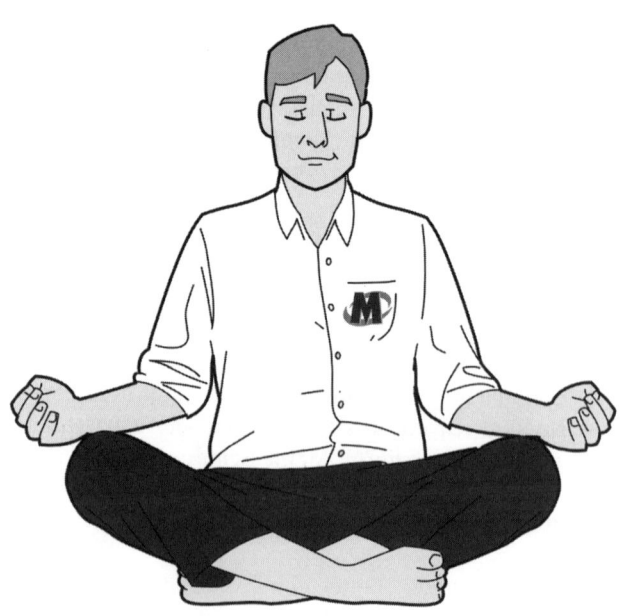

Schneidersitz

(Sukhasana)

In fünf Schritten in die Asana

1. Setzen Sie sich mit gestreckten Beinen auf den Boden, ein festes Kissen oder eine gefaltete Decke.

2. Winkeln Sie das linke Bein an und legen Sie die Ferse unter den rechten Oberschenkel.

3. Kreuzen Sie das rechte Schienbein unter dem linken und legen Sie den rechten Fuß unter den linken Oberschenkel. Die Fußsohlen zeigen nach außen.

4. Setzen Sie die Fingerspitzen neben der Hüfte auf den Boden auf und drücken Sie den Rumpf nach oben. Richten Sie die Wirbelsäule auf, als würde Sie jemand mit einem unsichtbaren Faden am Kopf Richtung Decke ziehen.

5. Legen Sie locker Ihre Hände auf die Knie und atmen Sie tief ein und aus.

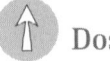 ## Dos

- Lassen Sie Ihre Knie in Richtung Boden sinken, indem Sie Ihre Leisten und Hüften entspannen.
- Halten Sie den Oberkörper aufrecht und gerade.
- Ziehen Sie die Schultern Richtung Boden.
- Öffnen Sie den Brustkorb.
- Der Kopf zeigt mit gestrecktem Nacken geradeaus.
- Nehmen Sie die Schultern zurück und lassen Sie die Oberarme sinken.

Don'ts

- Verspannen Sie nicht in dieser Position.
- Die Knie nicht mit Kraft nach unten drücken.
- Ziehen Sie die Schultern nicht zu den Ohren.
- Nicht bei Knieproblemen ausführen.

 ### Der fliegende Guru

Der Schneidersitz ist eine von mehreren bewährten Positionen für die Meditation. Es spielt keine Rolle, welches Bein Sie zuerst anwinkeln. Wichtig ist nur, dass Sie jedes Mal die Seiten wechseln und nicht immer nur die Variante wählen, die Ihnen am leichtesten fällt.

Um zu prüfen, ob Sie wirklich gerade und aufrecht sitzen, können Sie die Postition auch mit dem Rücken an einer Wand üben.

Sie können die Knie mit Kissen unterstützen, um sich leichter zu entspannen.

Weitere Sitzhaltungen sind unter anderem der halbe Lotussitz oder der Fersensitz.

Halber Lotussitz

(Ardha Padmasana)

Beim halben Lotussitz winkeln Sie ebenfalls zunächst das linke Bein an und ziehen den Fuß Richtung Damm. Dann winkeln Sie das rechte Bein an, ziehen den rechten Fuß heran und legen ihn auf Ihren linken Oberschenkel oder auf Ihre linke Wade. Der Rest ist wie beim Schneidersitz.

Der fliegende Guru

Entwickeln Sie keinen falschen Ehrgeiz, den Lotussitz (beide Füße ruhen auf den Oberschenkeln) zu erreichen. Das sieht vielleicht schick aus, aber der Schneider- oder der halbe Lotussitz sind genauso effektiv und für die Knie wesentlich gesünder.

Zahlreiche Geschichten ranken sich um ehrgeizige Männer, die ihren Trainer oder ihre Frau gebeten haben sollen, sich auf ihre Knie zu stellen, um den Lotussitz zu erzwingen, mit dem Ergebnis einer bösen Knieverletzung, die das Ende jeglicher Yoga-Praxis bedeutete. Wahr oder nicht wahr: Der Lotussitz ist nur etwas für weit Fortgeschrittene. Und über Sinn und Zweck des vollständigen Lotussitzes lässt sich sicherlich streiten.

Sinn der Meditationshaltung ist es, die Sauerstoffzufuhr zu verbessern und die Konzentration zu stärken.

Wichtig ist dabei die aufrechte Sitzhaltung. Ob sich Ihre Beine dabei im Schneidersitz befinden oder Sie einfach mit parallelen Beinen gerade auf einem Stuhl sitzen, macht kaum einen Unterschied. Daher lässt sich die aufrechte Sitzhaltung auch sehr gut auf dem Schreibtischstuhl praktizieren. Wählen Sie die Sitzhöhe so, dass sich Ihre Knie in einem rechten Winkel zu Ihren Unterschenkeln befinden.

Empfehlungen für das Sitzen in der Meditation

- Der Sitz sollte bequem und stabil sein.

- Pendeln Sie zunächst leicht nach links und nach rechts und dann nach vorne und hinten, bis Ihr Oberkörper im Lot ist.

- Der Oberkörper sollte aufrecht und gerade sein – die Aufrichtung lässt sich durch eine Sitzerhöhung wie ein Kissen oder eine gefaltete Decke verbessern.

- Ohren und Schultern befinden sich in einer Linie, das Kinn steht über dem Nabel.

- Schultern und Bauch sind entspannt.

- Die Hände befinden sich ineinandergeschoben vor dem Bauch oder auf dem Schoß, die Daumenspitzen berühren sich; oder aber die Hände ruhen auf den Oberschenkeln.

- Der Körper ist, vom Atem abgesehen, regungslos.

- Die Augen sind geschlossen oder leicht geöffnet.

- Die Zunge liegt weich am oberen Gaumen an.

- Sie sind entspannt, aber gleichzeitig auch neugierig und wachsam.

Konzentration

Um Fähigkeiten wie Konzentration und Achtsamkeit zu trainieren, ist es wichtig, regelmäßig zu meditieren. Üben Sie lieber kurz und täglich statt ausgiebig, aber nur sporadisch. Anfangs genügen acht oder zehn Minuten am Morgen nach der Dusche oder direkt nach dem Aufstehen. Alternativ können Sie zu jedem anderen Zeitpunkt üben, möglichst aber immer zur selben Zeit und am selben Ort. Sie können vor oder nach der Meditation auch Ihre Asanas praktizieren. Richten Sie in Ihrer Wohnung einen Meditationsplatz ein, an dem Sie ungestört sind. Die Meditationsdauer können Sie schrittweise ausdehnen. In vielen Traditionen sind 20 Minuten üblich. Um sich ganz auf die Meditation konzentrieren zu können, empfiehlt es sich, einen Countdown-Wecker – ideal ist eine elektronische Eieruhr – oder eine spezielle Meditationsuhr zu verwenden.

Lassen Sie sich Zeit, wenn Sie Ihre Sitzposition einnehmen. Starten Sie nicht sofort mit der Übung, sondern schalten Sie zunächst Ihren Aktivitätsmodus ab und kommen Sie zur Ruhe. Legen Sie die Hände entspannt auf Ihren Oberschenkeln ab oder schieben Sie sie ineinander, wobei die linke Hand wie eine Schale in der rechten ruht und die Daumenspitzen sich berühren. Sie können die ineinandergelegten Hände auf Ihrem Bauch abstützen, damit die Schultern sich entspannen. Pendeln Sie sich langsam in eine gerade Sitzhaltung und spüren Sie in Ihren Körper. Die beste Voraussetzung für eine entspannte Meditation ist ein inneres Lächeln.

Während der Meditation sollten Sie auf jede Bewegung verzichten – kratzen Sie sich nicht, wenn es juckt, bewegen Sie sich nicht, wenn ein Bein einschläft. Erst bei der nächsten Meditation sollten Sie Ihre Position entsprechend anpassen. Gegen das Einschlafen der Beine hilft, die Knie mit einer Decke oder einem Kissen zu unterfüttern. Das regelmäßige Üben der

Asanas aus diesem Buch verbessert Ihre Sitzposition, denn die Yoga-Tools stärken Ihre Rückenmuskulatur und machen Ihre Hüfte beweglicher. Mehr Aufmerksamkeit in den Asanas sorgt auch für eine bessere Konzentration in der Meditation, und ein ausgedehntes Shavasana (Seite 22) unterstützt den Entspannungsprozess.

Schließen Sie nun Ihre Augen und richten Sie den Fokus nach innen. Wenn es Ihnen angenehmer ist, können Sie mit leicht geöffneten Augen meditieren. Lauschen Sie den Geräuschen in Ihrem Körper. Atmen Sie möglichst durch die Nase. Spüren Sie, wie der Atem Ihren Körper bewegt. Konzentrieren Sie sich dann auf die Atembewegungen Ihres Bauches. Spüren Sie, wie sich die Bauchdecke mit dem Einatmen von alleine hebt und mit dem Ausatmen senkt. Richten Sie Ihre ganze Aufmerksamkeit auf diesen Ablauf. Verändern Sie nicht Ihren Atemrhythmus, sondern lassen Sie den Atem ganz natürlich fließen – auch wenn er unregelmäßig oder hektisch ist. Kommen Körperempfindungen, Gefühle oder Gedanken auf, lassen Sie diese so „stehen", wie sie nun einmal sind, und lenken Sie Ihre Konzentration zurück auf den Atem.

Der Atem ist ein ideales Meditationsobjekt. Denn er ist immer vorhanden, lässt sich leicht wahrnehmen und hält die Aufmerksamkeit besser als ein statisches Objekt. Indem Sie den Fluss Ihrer Gedanken mit der Fokussierung auf den Atem überlagern, beruhigt sich Ihr Geist. Ganz von selbst vertieft sich dabei auch der Atem, und Sie entspannen sich mehr und mehr.

Wenn Sie einmal in einer Stresssituation sind, können Sie sich durch eine kurze Atembeobachtung entspannen und Abstand gewinnen.

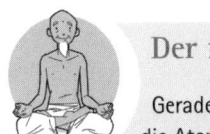

Der fliegende Guru

Gerade am Anfang der Meditationspraxis empfiehlt es sich, die Atemzüge zu zählen, um Ablenkungen fernzuhalten. Zählen Sie jedes Ausatmen von eins bis zehn, und beginnen Sie dann wieder von vorne. Seien Sie dabei so konzentriert und aufmerksam wie möglich und fallen Sie nicht in einen Zählautomatismus. Sollten Sie sich dennoch in Gedanken verlieren, kehren Sie einfach zum Zählen zurück und beginnen wieder mit eins. Lassen Sie alle aufkommenden Gedanken und Empfindungen wie Wolken am Himmel vorbeiziehen.

Ärgern Sie sich nicht, wenn Sie unkonzentriert sind. Kümmern Sie sich auch nicht um den Inhalt Ihrer Gedanken. Alle Ideen, die Ihnen jetzt kommen, gehen nicht verloren und werden Ihnen später wieder einfallen. Bleiben Sie gleichmütig und lauschen Sie dem Atem. Oft hilft in schwierigen Momenten der Satz: „Das ist ganz normal", in Gedanken wiederholt gesprochen. Genießen Sie die Zeit, die Sie für die Meditation reserviert haben.

In der Meditation wechseln sich Phasen der Aufmerksamkeit mit Phasen der Ablenkung ab. Mit der Zeit werden Sie solche Ablenkungen schneller bemerken, und die Phasen der Atemkonzentration werden länger werden. Denn durch das wiederholte Üben verstärken sich die für die Aufmerksamkeitskontrolle zuständigen Zentren in Ihrem Gehirn. Bis dahin sind Ausdauer und Geduld gefragt.

Aufmerksamkeit:
Gedanken ohne Grübeln

„Der Geist wird erst frei,
wenn er aufhört, Halt zu sein."

Franz Kafka

Wenn Ihre Aufmerksamkeit nach einiger Übung länger beim Atem verweilen kann, können Sie das Feld der Meditation erweitern. Dehnen Sie den Fokus auf alles aus, was in Ihrem Bewusstsein auftaucht – Körper- und Sinneswahrnehmungen, Gefühle, Ideen, Sorgen, Erinnerungen und Zukunftspläne. Entscheidend ist, dass Sie dabei in der Position des gleichmütigen Beobachters verweilen und sich nicht in einzelne Wahrnehmungen vertiefen. Bewerten Sie Ihre Gedanken und Gefühle nicht, sondern betrachten Sie alle inneren Vorgänge wie ein Unbeteiligter – egal, ob sie angenehm oder unangenehm sind. Beobachten Sie, aber reagieren Sie nicht. Folgen Sie nicht Ihren Gedanken, auch wenn Sie noch so interessant erscheinen. Bleiben Sie unbeweglich. Ziel ist das Achtgeben auf alle inneren Vorgänge, so wie sie im Bewusstsein erscheinen – von Augenblick zu Augenblick. Die Atembeobachtung können Sie dabei weiterhin als Aufmerksamkeitsanker nutzen, um nicht abzudriften.

Körperwahrnehmungen und Emotionen lassen sich leichter aus einer gewissen Distanz betrachten als Gedanken. Gedanken sind uns so nah, dass wir uns schnell mit ihnen identifizieren. Außerdem sind sie blitzschnell und hochreaktiv – so dass sich aus einzelnen Ideenpartikeln rasch ganze Gedankenkaskaden entwickeln. Wir scheinen einem regelrechten Denkzwang zu unterliegen, und es erfordert in der Meditation manchmal eine geradezu körperliche Anstrengung, ins Hier und Jetzt zurückzukehren. Der Hirnforscher Marcus Raichle hat gezeigt, dass das Gehirn im Zustand äußerer Inaktivität in den Leerlaufmodus schaltet und seine Denkkapazitäten für die Bewertung von Erinnerungen oder die Simulation künftiger Ereignisse verwendet. Dies spiegelt sich in einer messbar wachsenden Aktivität in bestimmten Gehirnregionen, die das sogenannte Defaut-Netzwerk bilden. Das Gehirn dreht sich sozusagen um sich selbst und wir driften in Tagträume ab. Bei Meditationserfahrenen ist dieses Netz deutlich inaktiver.

Der fliegende Guru

Um die Aufmerksamkeit während der Meditation zu schärfen, empfehlen burmesische und thailändische Meditationslehrer die Technik des Benennens. Geben Sie allen Erscheinungen, die Sie wahrnehmen, einen Namen und sagen Sie diesen jeweils dreimal still vor sich hin. Wenn Sie sich beispielsweise Gedanken darüber machen, was Sie nach der Meditation tun sollen, sagen Sie: „Planen, planen, planen." Wenn Sie von einem Geräusch abgelenkt werden: „Hören, hören, hören." Wenn Sie über ein unangenehmes Kundengespräch nachdenken: „Ärgern, ärgern, ärgern" oder einfach nur: „Erinnern, erinnern, erinnern." Dann richten Sie Ihre Aufmerksamkeit wieder auf den Atem und nehmen erneut die Beobachterhaltung ein.

Was Sie hier trainieren, ist heute als Achtsamkeitsübung fester Bestandteil vieler psychologischer Trainings gegen Stress. Das bekannteste Programm ist die Mindfulness-Based Stress Reduction (MBSR) von Jon Kabat-Zinn. Er kombiniert einfache Yoga- und Meditationsübungen mit Aufmerksamkeitsübungen, die sich im Alltag trainieren lassen. Im Prinzip lässt sich jede Routinetätigkeit zum Aufmerksamkeitstraining nutzen: Essen, Zähneputzen, Gehen oder Atmen. Schalten Sie Ihren Autopiloten ab und nehmen Sie einmal ganz bewusst wahr, was Sie bei solchen Tätigkeiten empfinden.

Meditierende lernen, den Automatismus von Handlungs- und Gedankenabläufen zu unterbrechen. „Durch Meditation kann man trainieren, gleichsam einen Schritt zwischen Reiz und Reaktion zu schalten", sagt der Meditationsforscher Ulrich Ott. Das hilft Ihnen, eingefahrene Reaktionsschleifen zu durchschneiden. Damit haben Sie auch ein Tool in der Hand, um die negative Verstärkung von Emotionen durch Gedanken, die zu den typischen Stressreaktionen führt, zu unterbinden. Emotionen werden nicht unterdrückt, aber auch nicht bewertet. Dadurch klingen sie mit der Zeit von selbst ab.

Bausteine der Achtsamkeitsmeditation

Nicht bewerten

Geduld

Anfängergeist

Vertrauen

Nichts erreichen wollen

Akzeptanz

Loslassen

Präsenz in der Stille

„Wer ist das in mir,
der wahrnimmt, dass ich denke?"

Jim Carrey

Mit der Zeit werden Sie in der Meditation immer häufiger Momente der Stille und Klarheit erleben. Diese Stille auszuhalten erfordert Mut. Denn das Denken wehrt sich regelrecht dagegen, die Steuerung aufzugeben und damit Stille zuzulassen. Vertrauen Sie der Weisheit Ihres Körpers, der auch ohne Kontrolle zuverlässig funktioniert, und lassen Sie einfach los. Lassen Sie sich auf die Stille ein, und spüren Sie die Kraft, die in ihr steckt. Aus der Tiefe können auch schwierige Emotionen hochsteigen – alte Verletzungen, Wut oder Ängste. Bleiben Sie in Ihrer Beobachterrolle und lassen Sie diese Gefühle weiterziehen. Mit der Zeit klärt sich Ihr Geist wie trübes Wasser, wenn die Schwebstoffe im Glas zu Boden sinken.

Der Weg in die Stille führt durch aufmerksame Wahrnehmung dessen, was gerade ist – ob es sich um die Sinneswahrnehmungen äußeren Geschehens oder um innere Vorgänge handelt. Wenn man den jetzigen Augenblick akzeptiert, ist man weniger anfällig für Stress. Stress wird erst durch den Gedankenstrom erzeugt, der auf den immer nächsten Augenblick verweist und in einen Sog unerledigter Aufgaben zieht. Deshalb hier noch eine einfache Übung zum „Ankommen": Lenken Sie Ihren Blick auf einen beliebigen Gegenstand in Ihrer Umgebung, beispielsweise auf eine Pflanze oder einen Stein. Betrachten Sie dieses Objekt ganz konzentriert, aber ohne es gedanklich zu erfassen zu versuchen. Lenken Sie Ihre Aufmerksamkeit in dieses „stille" Wahrnehmen zurück, wenn sich Gedanken melden.

Erfahrene Meditierende aus so unterschiedlichen Traditionen wie Zen, Dao oder Mystik weisen immer wieder darauf hin, dass unser Bewusstsein mehr ist und weiter reicht als das flüchtige Denken. Deshalb lässt sich auch die Frage nach der Corporate Identity (Wer bin ich?) nicht allein im Denken lösen. Sie erfordert eine neue Perspektive. Der Meditationslehrer Eckhart Tolle formulierte dies einmal so: „Die Freiheit beginnt mit der Erkenntnis, dass du nicht der Denker bist. In dem Augenblick, in dem du den Denker zu beobachten beginnst, wird eine höhere Bewusstseinsebene aktiviert. Du erkennst, dass es einen unendlich großen Intelligenzbereich jenseits des Denkens gibt, von dem das Denken nur ein winziger Bruchteil ist." Ziel ist es, eine unmittelbare Erfahrung zu machen, jenseits verstandesmäßigen Begreifens, jenseits von Bildern und Überzeugungen, jenseits auch gesellschaftlicher Rollen. Dann wird Meditation zu mehr als einer Konzentrations- und Aufmerksamkeitsübung.

Der fliegende Guru

In der abendländisch-christlichen Tradition bedeutet Meditation das konzentrierte Nachdenken über ein Thema. Als Yoga-Tool bezeichnet Meditation dagegen einen Zustand konzentrierter Aufmerksamkeit, bei dem der Meditierende gerade nicht in Gedanken versinkt. Der Meditierende ist auch nicht in Trance, sondern vollkommen präsent. Er ist sich seiner selbst bewusst und betrachtet aufgeschlossen und neugierig, was mit ihm passiert. Wie ein neutraler Beobachter erforscht er seine Innenwelt und den Strom seiner Gedanken und Gefühle, ohne sich von ihnen fortreißen zu lassen.

Meditation unterstützt Supermanager dabei, sich zu entspannen und eine gesunde Distanz zu den alltäglichen Stressoren zu gewinnen. Gleichzeitig schärft Meditation seine Aufmerksamkeit und stärkt die Konzentration. Der Meditierende, der sich seiner Körperempfindungen, Emotionen und Gedanken bewusst ist, hat damit einen direkten Zugang zu den unterschiedlichen Facetten seiner Identität. Aus Selbsterfahrung erwächst Selbstbewusstsein sowie mehr Autonomie bei Entscheidungen. Wer die eigenen Denk- und Verhaltensmuster durchschaut, kann sich leichter von diesen lösen. So kann Supermanager sein Verhalten flexibler auf die jeweiligen Umstände ausrichten. Meditation fördert charakterliche Qualitäten wie Spontaneität, Intuition und Kreativität.

Die Veränderungen, die die Meditation bewirkt, sind ganz real – und nicht nur subjektiv wahrnehmbar. So hat die moderne Hirnforschung gezeigt, dass einzelne Gehirnareale nicht nur während der Meditation aktiver sind, sondern dass sich die graue Substanz mit fortschreitender Übung auch physisch verändert: Bestimmte Regionen vernetzen sich stärker und werden messbar größer. Dies geschieht auch noch im Alter. Damit ist Meditation eines der wirksamsten Yoga-Tools für das Change-Management in eigener Sache und ergänzt Asanas und Atemübungen in idealer Weise.

Meditationsforschung

In der Hirnforschung und in der Psychologie ist Meditation derzeit en vogue. In den vergangenen Jahren wurden weltweit Hunderte wissenschaftlicher Studien zur Wirkung der Meditation auf das Gehirn, das Wohlbefinden und das Verhalten veröffentlicht. Das wichtigste Ergebnis für Supermanager: Meditation sorgt für weniger Stress und verbessert die Aufmerksamkeit. Außerdem können die Meditationsübungen den Blutdruck, die Herzfrequenz und den Sauerstoffverbrauch senken und das Immunsystem stärken.

Das MBSR-Training von Jon Kabat-Zinn hat sich besonders häufig klinischen Tests unterzogen. Dabei wurden signifikante Erfolge in der Stressbewältigung, in der Schmerzbehandlung, bei Herzkrankheiten, Depressionen und Angststörungen nachgewiesen.

Erhellend sind die Einblicke, die bildgebende Verfahren in die Struktur und Funktionsweise des Gehirns von Meditierenden geben. So fand die Neurowissenschaftlerin Sara Lazar von der Harvard University heraus, dass in Gehirnregionen, die für Aufmerksamkeit und Sinneswahrnehmungen zuständig sind, die Zahl der Nervenverschaltungen durch regelmäßige Meditation deutlich zunimmt. Außerdem wirkt Meditation dem altersbedingten Abbau der Denkfähigkeit entgegen und bildet so eine Art Schutzwall gegen Demenz.

Der Psychologe Ulrich Ott vom Bender Institute of Neuroimaging der Universität Gießen fand mit Hilfe der Magnetresonanztomographie (MRT) heraus, dass der anteriore cinguläre Cortex, der für die Aufmerksamkeitskontrolle zuständig ist, bei Meditierenden vergrößert ist. Auch der Hypocampus und der orbitofrontale Cortex liegen bei Meditierenden über der Norm. Der Hypocampus ist beispielsweise bei der emotionalen Beurteilung von Situationen aktiv. Eine differenzierte Wahrnehmung führt zu mehr Gelassenheit. Der orbitofrontale Cortex unterstützt das innere Change-Management – um beispielsweise stereotype Reaktionsmuster aufzulösen – und sorgt für mehr Spontaneität.

Durch Meditation und das Üben der Asanas werden auch die Hirnareale für die Körperwahrnehmung sowie die Regulierung des Herz-Kreislauf-Systems und der Atmung gefördert. Eine gute Körperwahrnehmung bildet die Basis für emotionale Intelligenz und Intuition, wie Untersuchungen des Neurowissenschaftlers António Damásio belegen.

Eine weitere Wirkung von Meditation ist die Reduktion des „Attentional Blink", der Aufmerksamkeitslücke bei der Wahrnehmung schnell aufeinanderfolgender Reize. So können Meditierende einzelne Reize genauer unterscheiden als Menschen ohne Meditationspraxis. Bei Meditierenden ist das Aufmerksamkeitsniveau offenbar besser verteilt. Während sie sich noch mit einem Eindruck beschäftigen, haben sie noch ausreichend Kapazitäten für weitere Reize in Reserve. Sie lassen sich nicht so leicht ablenken.

Trotz zahlreicher Studien steht die Meditationsforschung noch am Anfang. Vieles ist ungeklärt. Wünschenswert wären beispielsweise Untersuchungen zur Effizienz der einzelnen Meditationstechniken. Außerdem sind die höheren Stufen der Meditation bislang kaum erforscht, da sich außergewöhnliche Erfahrungen wie die oft berichtete Verschmelzung von Subjekt und Objekt (Einheitserlebnis) nicht willentlich steuern lassen. Der Psychologe Harald Piron hat aber in einer empirischen Studie mit 40 Meditationslehrern aus unterschiedlichen Traditionen fünf Tiefenbereiche beziehungsweise Stufen der Meditation herausgearbeitet, die auch Ulrich Ott bei seiner Forschung zugrunde legt. Zu dem, was auf Stufe fünf im Gehirn des Meditierenden geschieht, gibt es bislang nur Vermutungen.

Fünf Stufen der Meditation

1. Hindernisse: Gedankenrasen, Angespanntheit, Langeweile, Dösigkeit, übermäßige Anstrengung
2. Entspannung: Ruhige Atmung, Geduld und Wohlbefinden
3. Konzentration: Erfahrung einer inneren Mitte bzw. eines inneren Beobachters, Achtsamkeit, Erleben der Steuerungsfähigkeit bezüglich Gedanken und Aufmerksamkeit, Gleichmut, innerer Frieden
4. Essentielle Qualitäten: Klarheit, Wachheit, Liebe, Hingabe, Verbundenheit, Dankbarkeit, Selbstakzeptanz
5. Nicht-Dualität: Gedankenstille, Einssein mit allem, Leerheit des Bewusstseins, Grenzenlosigkeit

Quellen: Harald Piron (Meditation und ihre Bedeutung für die seelische Gesundheit. BIS-Verlag 2003) und Ulrich Ott (Meditation für Skeptiker. O.W. Barth 2010).

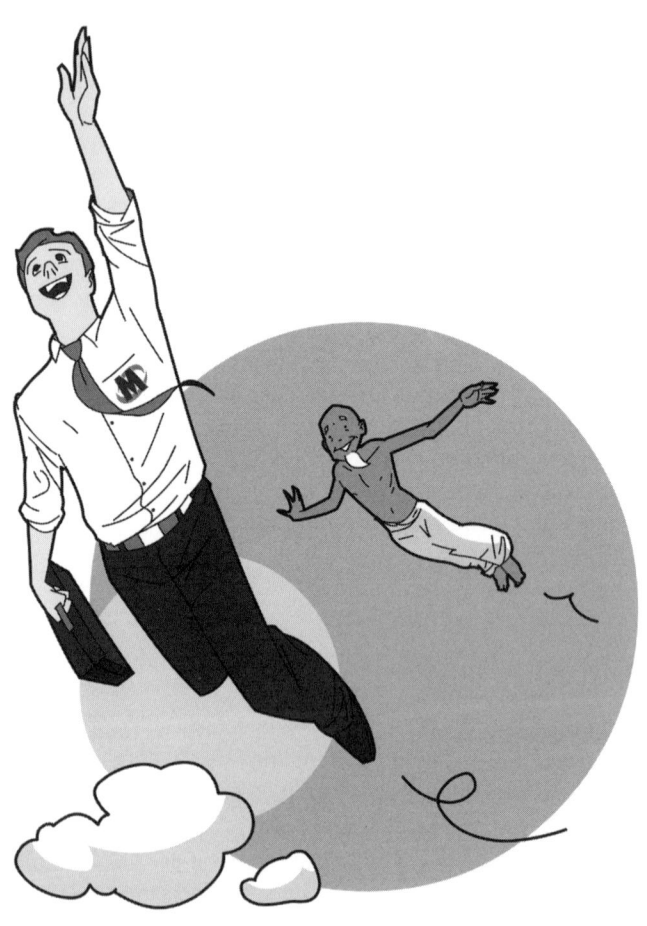

Herkunft und Geschichte des Yoga

> Sobald die Wahrnehmung der fünf Sinne und das Denken ruhen
> und der Geist sich nicht mehr regt, nennt man dies das höchste Glück.
> Diese feste Bändigung der Sinne ist Yoga (Konzentration).
> Man muss wachsam sein, denn Yoga kommt und geht.
>
> Katha Upanishad (VI, 10)

Yoga hat als Übungspraxis und Erfahrungswissenschaft eine lange Tradition. Dies zeigen archäologische Funde und überlieferte Texte. Allerdings kann die Forschung die Fundstücke und Überlieferungen nach heutigem Stand inhaltlich und zeitlich nicht genau einordnen. Denn bis in die ersten nachchristlichen Jahrhunderte hinein wurden die Texte nur mündlich überliefert. Als gesichert kann gelten, dass Yoga spätestens um 500 v. Chr. als Übungsweg bekannt war. Doch wahrscheinlich ist Yoga wesentlich älter und reicht bis in schamanische Kulturen zurück. Da die Übungen persönlich vom Lehrer an seine Schüler weitergegeben wurden und Yoga sehr praktisch ausgerichtet und an keine bestimmte Religion gebunden war, spielten Texte keine zentrale Rolle.

Von der Indus-Hochkultur, die zwischen 2800 und 1800 v. Chr. auf dem Gebiet des heutigen Pakistans blühte, sind Speckstein-siegel, Amulette und Tonfiguren erhalten, die möglicherweise Menschen oder Götter in Yoga-Asanas darstellen – etwa dem einfachen Meditationssitz (Siddhasana oder Baddha Konasana) oder der sitzenden Vorwärtsbeuge (Paschimottasana). In den Hymnen und Ritualtexten der Veden, die ab 1700 v. Chr. ent-standen und zu den ältesten Sanskrittexten überhaupt gehören, wird das Wort „Yoga" allerdings nur in seiner ursprünglichen Bedeutung als Wagenjoch gebraucht. Es werden aber auch schon Atemtechniken erwähnt, die im Yoga Verwendung finden.

Erst in den Upanishaden, dem jüngeren und philosophischen Teil der Veden, die ab circa 800 v. Chr. entstanden, ist von Yoga als Übungsweg die Rede. So empfiehlt die etwa ab 300 v. Chr. überlieferte Katha Upanishad Yoga als Konzentrationsübung, um Sinneswahrnehmungen und Denken unter Kontrolle zu bringen und sich so vom Leiden zu befreien. Die auf 500 bis 200 v. Chr. datierte Bhagavad Gita – das zentrale Werk der indischen Ideen- und Religionsgeschichte und Quintessenz der Veden – stellt eine ganze Reihe unterschiedlicher Yoga-Wege vor. Im Fokus steht Yoga als selbstloses, vernunftgeprägtes und intuitives Handeln (Karma-Yoga), das gleichmütig gegenüber Erfolg und Misserfolg ist.

Klassisches Yoga

Der erste Text, der sich ausschließlich mit Yoga als Übungspraxis und Philosophie beschäftigt, ist die Yoga-Sutra des indischen Gelehrten Patanjali. Seine Entstehung wird auf ungefähr 200 v. Chr. taxiert. Über das Leben Patanjalis ist allerdings nichts bekannt. Unklar ist auch, ob es sich um eine historische oder fiktive Gestalt handelte. Einige Forscher haben in der Yoga-Sutra buddhistische Einflüsse ausgemacht. Von Buddha wird überliefert, dass er eine Reihe von Yoga-Techniken anwendete, bevor er einen eigenen Meditationsweg entwickelte. Buddha wurde nach neuerer Forschung zwischen 500 und 450 geboren und lebte rund 80 Jahre.

Mit der Yoga-Sutra etablierte sich Yoga als eine der sechs klassischen Schulen der indischen Philosophie. Im Vergleich zu den fünf anderen Denkrichtungen ist Yoga aber sehr praktisch ausgerichtet und legt keinen Wert auf lange Worte. Entsprechend ist die Yoga-Sutra nur ein dünnes Bändchen mit knappen Anweisungen. Patanjali empfiehlt dem Yoga-Übenden einen praktischen achtgliedrigen Pfad aus ethischen Regeln, persönlichen Verhaltensweisen, Asanas, Atemübungen, innerer Einkehr, Konzentrationstechniken, Meditation und Geistesruhe. Die Yogis sollten einen Geisteszustand vollkommener Konzentration erreichen, der durch nichts gestört wurde. Patanjalis

Yoga wurde später Raja-Yoga, das „königliche" Yoga, genannt oder auch Ashtanga-Yoga, das „achtgliedrige" Yoga. Über Asanas findet sich bei ihm der Satz: „Die Asana sollte stabil und bequem sein (sthira sukham asanam)."

Der fliegende Guru

Das Wort „Yoga" stammt aus dem Sanskrit von der Wortwurzel Yuj und bezeichnet das „Joch" zum Anschirren von Zugtieren. Die Wortähnlichkeit ist kein Zufall: Das Deutsche ist wie das Sanskrit eine indogermanische Sprache. In den ersten Schriften, die Yoga als Methode darstellen, steht Yoga für das „Anschirren" bzw. die Kontrolle des Denkens, Fühlens und Wollens. So auch in der klassischen Yoga-Philosophie Patanjalis, bei der ein Ziel von Yoga darin besteht, den unsteten „Affengeist" zur Ruhe zu bringen.

Im Laufe der indischen Geistesgeschichte wurden ganz unterschiedliche Methoden und Phänomene mit Yoga bezeichnet, von selbstlosem Handeln bis zu intensiven körperlichen Übungen. Will man alle diese Aspekte in einer Bedeutung zusammenfassen, dann lässt sich Yoga am besten mit „Übungsweg" oder „Praxis" übersetzen. Yoga stellt die Tools zur Verfügung, mit denen sich Menschen verändern und vervollkommnen können. Die Bedeutungsvielfalt und der Toolcharakter von Yoga zeigt sich heute in der wachsenden Auswahl moderner (Hatha-)Yoga-Wege: vom Lach-Yoga über Business-Yoga bis zum Männer-Yoga.

Hatha-Yoga

Jung oder alt, krank oder schwach,
durch konzentrierte Praxis kann jeder in allen
Techniken des Yoga Perfektion erreichen.
Perfektion stellt sich nur ein, wenn man Yoga praktiziert,
und nicht durch das bloße Lesen von Texten.
Die Praxis besteht aus Asanas, verschiedenen
Atemtechniken und weiteren edlen Werkzeugen.
In der Praxis des Hatha-Yoga führen
all diese zur Frucht des Raja-Yoga.

Hatha Yoga Pradipika (I, 67ff.)

Die körperlichen Aspekte von Yoga tauchen erst mit der
Entwicklung von Hatha-Yoga im indischen Mittelalter stärker
in den Texten auf. Wahrscheinlich wurden bis dahin haupt-
sächlich sitzende oder rückenstärkende Asanas geübt, die den
Yogis halfen, länger in der Meditation zu verweilen – und
heutigen Büroarbeitern helfen, im Sitzen fit zu bleiben. Unter
dem Einfluss des Tantrismus wurde das Übungsprogramm
erheblich erweitert. Entgegen landläufigen Vorstellungen handelt es sich bei Tantra jedoch nicht um eine vornehmlich ero-
tische Übungstechnik. Der Tantrismus richtet den Fokus auf die
Kontrolle aller Körperenergien und dadurch auch auf das
Denken und Fühlen. Ziel ist ein schnelleres Vorankommen auf
dem Weg der Selbstverkommnung, aber auch ein langes und
gesundes Leben. Dabei werden Asanas, Atemtechniken und
zahlreiche andere Tools eingesetzt. Die Freude am – auch
unkonventionellen – Experiment geht hier vor vorgefertigten
Dogmen.

Unter dem Einfluss des Tantrismus bildete sich eine neue,
kraftvolle und dynamische Form von Yoga aus – das Hatha-
Yoga. Ha und Tha steht für die Einheit von Gegensätzen wie Tag
und Nacht oder männlich und weiblich. Zusammengeschrieben
bedeutet Hatha Kraft beziehungsweise Anstrengung. Etwa im
12. oder 13. Jahrhundert entstanden zwei Texte, die erstmals

Techniken des Hatha-Yogas beschreiben: die Goraksha-Paddhati und die Yoga Shikha Upanishad. Geprägt wurde der neue Begriff aber vor allem durch eine Schrift aus dem 15. Jahrhundert, die „Hatha-Yoga Pradipika" von Svatmarama.

Svatmarama erläutert eine ganze Reihe von Asanas, Atemübungen, Reinigungsübungen und weiterer Yoga-Tools. Ausführlich geht er auf die körperlichen Wirkungen der Übungen ein. Er empfiehlt Hatha-Yoga allen Menschen, die sich selbst verwirklichen wollen, mit Meditation allein aber nicht vorankommen. Dabei beruft er sich auf eine der höchsten indischen Autoritäten: Sein Yoga-Wissen sei direkt auf den Hindugott Shiva zurückzuführen.

Der Raja-Yoga der Geisteskontrolle von Patanjali ist für Svatmarama letztlich die vollkommene Yoga-Form, doch Hatha-Yoga ist ein großer Schritt dorthin. Die Yoga-Tools aus diesem Buch finden sich vielfach schon bei Svatmarama. Daneben sind die Gheranda Samhita und die Shiva Samhita aus dem 17. und 18. Jahrhundert unsere wichtigsten Quellen des Hatha-Yoga.

Der fliegende Guru

Yoga verleiht Flügel und Superenergie – davon gehen zumindest die alten Yoga-Gelehrten aus. Patanjali widmete ein ganzes Kapitel seiner Yoga-Sutra den sogenannten Siddhis, das sind übernatürliche Kräfte, die der Yogi quasi als Nebeneffekt bei seinen Übungen erlangen kann. Indem er die Konzentration auf bestimmte Dinge oder Lebewesen richtet, dringt er in diese ein und kann so auch von deren Kräften profitieren. Er wird stark wie ein Elefant, kann in die Vergangenheit und in die Zukunft sehen, kann trockenen Fußes und unbeschadet über Wasser und Dornen gehen, erlangt ein Supergehör, einen Superblick und eine Supernase, er versteht alle Sprachen, wird leicht wie Watte und kann im Raum umherschweben, oder er wird klein wie ein Atom oder ganz unsichtbar. Patanjali warnte allerdings davor, diese Superkräfte als ausschließliches Ziel von Yoga anzustreben. Denn das führe unweigerlich zur Egomanie. Auch die Trantiker und Hatha-Yogis weisen auf diese Superkräfte hin. Ob diese eher im übertragenen Sinne oder sogar wörtlich gemeint sind, muss der Yoga-Übende selbst herausfinden. Die Tools für Supermanager liegen bereit.

Modernes Yoga

Das Yoga, das heute in den Yoga-Studios weltweit in vielen Varianten gelehrt wird, ist im Grunde das aus dem Tantrismus abgeleitete Hatha-Yoga. Die meisten modernen Hatha-Yoga-Schulen gehen auf einen Lehrer zurück, Tirumalai Krishna-macharya (1888–1989) aus dem südindischen Mysore. Er hat die alte Yoga-Tradition aus der Ecke der Mönche und Asketen geholt, sie neu belebt und dann zunächst in Indien und später – über seine Schüler – auch weltweit bekannt gemacht.

Ein Schwerpunkt seiner Arbeit war die Weiterentwicklung von Asanas für die Anforderungen des modernen Menschen sowie die Yoga-Therapie, also die Anwendung einzelner Asanas und Übungsreihen für bestimmte Symptomatiken. Er soll dabei auch westliche Therapien und Übungen berücksichtigt haben. Die Betonung des Kopfstandes und der stehenden Haltungen im heutigen Yoga sind auf ihn zurückzuführen, auch die Betonung des Ausgleichs von Körper, Geist und Gefühlen. Seine Schüler haben Yoga-Schulen mit weltweiter Anhängerschaft gegründet, darunter sein Sohn T.K.V. Desikachar (Vini-Yoga), sein Schwager B.K.S. Iyengar (Iygenar-Yoga) und K. Pattabhi Jois (Ashtanga-Vinyasa-Yoga), der 2009 starb.

Ein Altersgenosse von Krishnamacharya, Swami Sivananda (1887–1963) aus dem nordindischen Rishikesh sowie dessen Schüler Swami Vishnu Devandana (1927–1993) haben ebenfalls dazu beigetragen, Yoga im Westen zu etablieren. Die Traditionen von Krishnamacharya und Sivananda kreuzen sich. So hat Krishnamacharya als Junge in Sringeri in demselben Tempel Yoga gelernt, auf den Sivandana seine Traditionslinie zurückführt. Auch die Schüler von Sivananda haben wichtige Yoga-Schulen gegründet, wie Swami Satyananda (Bihar School of Yoga) und Swami Satchidananda (Integrales Yoga), der durch seinen Woodstock-Auftritt bekannt wurde.

Im Westen ebenfalls bekannte Yogis des vergangenen Jahrhunderts wie Swami Vivekananda (1863–1909) und Sri Aurobindo (1872– 1950) beschäftigten sich stärker mit Raja-Yoga als mit Hatha-Yoga. Allerdings weckte Vivekananda durch seine berühmte Rede vor dem Weltparlament der Religionen 1893 in Chicago das westliche Interesse an Yoga.

Die Zukunft von Yoga

Das Yoga heute kann auf einen historisch gewachsenen Schatz an Erfahrungen über die Beziehung von Körper, Geist und Gefühlen zurückgreifen. Als Übungsweg und Therapieform ist Yoga aber keineswegs abgeschlossen. Vielmehr hat sich in den vergangenen Jahrzehnten die Verbindung westlicher – moderner wie traditioneller – Gesundheitstechniken und Therapieformen mit der Yoga-Tradition als sehr produktiv erwiesen. Allerdings bietet nicht alles, was mit einem neuen Etikett auf dem Yoga-Markt erscheint, auch einen neuen Inhalt. Einer der wichtigsten Forscher auf dem Gebiet der Asanas ist B.K.S. Iyengar. Im Laufe seines Lebens hat er einzelne Übungen und Übungsreihen immer wieder angepasst oder neu „erfunden".

Was noch fehlt, ist eine Anpassung der Yoga-Philosophie an die Denkweise westlicher Yoga-Übenden. Hierbei könnten durchaus auch westliche Philosophen berücksichtigt werden. Doch letztlich wird beim Yoga immer die Praxis im Vordergrund stehen.

Ideen zum Weiterüben

Wenn Ihnen die Yoga-Tools Spaß machen, sollten Sie über-
legen, mit einem ausgebildeten Lehrer oder einer Lehrerin
weiterzuüben. Prüfen Sie die umfangreichen Angebote von
Yoga-Studios, Fitnesscentern und Volkshochschulen. Empfehlenswert ist es, neben einem Gruppenunterricht auch Einzel-
stunden zu besuchen. Hier kann der Lehrer besser auf die
eigenen Bedürfnisse eingehen und ein individuelles Trainings-
programm zusammenstellen. Im Prinzip lehren fast alle Yoga-
Lehrer eine Variation von Hatha-Yoga. Dazu gehören neben
Asanas Atem- und Entspannungstechniken, manchmal auch
Meditation. Die Qualität des Unterrichts hängt wenigstens
genauso stark von der Person des Lehrers ab wie vom jeweiligen Yoga-Stil. Je weiter man beim Yoga voranschreitet, desto
wichtiger wird aber die Wahl des passenden Yoga-Stils. Hier
eine kleine Auswahl bekannter Yoga-Richtungen:

Sivananda-Yoga

Herkunft: Namensgeber ist der indische Arzt Swami Siva-
nanda. Sein Stil wurde von seinem Schüler Swami Vishnu-
devananda weiterentwickelt und weltweit verbreitet. In
Deutschland sorgte besonders der Vishnudevananda-Schüler
Sukadev Bretz für die große Bekanntheit dieses Stils. Sein
Verein Yoga Vidya ist mittlerweile unabhängig von den
Sivananda-Yoga-Zentren und heute in fast jeder deutschen
Stadt mit einem Zentrum vertreten. Außerdem betreibt Yoga
Vidya drei große Seminarzentren. Der Verein ist der größte
Ausbilder für Yoga-Lehrer in Europa.

USP (Unique Selling Proposition = Alleinstellungsmerkmal):
Ein breitgefächertes Angebot an Yoga nach klassischem Muster
mit Asanas, Atem- und Entspannungsübungen, Meditation
und Ernährungshinweisen. Die Asanas werden meist in der

Herkunft und Geschichte des Yoga

sogenannten Rishikesh-Reihe geübt – in unterschiedlichen Schwierigkeitsgraden und zahlreichen Variationen. Während die Philosophie von Sivananda-Yoga hinduistisch geprägt ist, ist Yoga Vidya offen für westliche Einflüsse und neue Ideen und bietet neben Yoga auch ein breites Gesundheitsprogramm.

Vini-Yoga

Herkunft: Dieser Yoga-Stil stammt von Tirumalai Krishnamacharya und wird heute von seinem Sohn T.K.V. Desikachar und seinem Enkel Kausthub gelehrt – oft nicht unter dem Namen Vini-Yoga, sondern schlicht als Yoga.

USP: Sanftes Yoga ohne Leistungsdruck. Asanas und Übungsreihen werden individuell auf die Bedürfnisse der Übenden zugeschnitten. Der Atem spielt eine wichtige Rolle: Körper- und Atembewegungen sind eng miteinander verbunden.

Iyengar-Yoga

Herkunft: Namensgeber ist der Krishnamacharya-Schüler B.K.S. Iyengar, der seinen Stil seit den dreißiger Jahren lehrt und immer wieder weiterentwickelt hat. Heute geben seine Tochter Geeta und sein Sohn Prashant der Schule frische Impulse.

USP: Kraftvoller Stil mit präzisen Anweisungen und Korrekturen. Hilfsmittel wie Gurte oder Klötze werden eingesetzt, um eine exaktere Ausrichtung von Knochen und Gelenken in den Asanas zu ermöglichen und Bewegungseinschränkungen auszugleichen. Atemtechniken werden zurückhaltender als in anderen Stilen gelehrt. Für die Behandlung körperlicher Beschwerden gibt es eine eigene Iyengar-Yoga-Therapie.

Ashtanga-Vinyasa-Yoga

Herkunft: K. Pattabhi Jois, ebenfalls Krishnamacharya-Schüler, hat eines der schwierigsten Systeme des Hatha-Yogas konzipiert.

USP: Körperlich herausfordernder, dynamischer Stil. Es werden festgelegte Übungsfolgen (Serien) unterrichtet, wobei die Asanas durch Sprünge oder fließende Bewegungen (Vinyasas) miteinander verbunden werden. Der Atem fließt synchron mit den Körperbewegungen, wobei die Uijayi-Atmung (Seite 142) und bestimmte Muskelkontraktionen angewendet werden. Beim sogenannten Mysore-Stil übt jeder für sich, und der Lehrer korrigiert nur. Aus dem Ashtanga-Yoga leiten sich weitere dynamische Schulen wie Power-Yoga, Flow-Yoga oder Vinyasa-Yoga ab. Hier wird nicht nach festen Serien geübt, und die Asanas sind flexibler an die Bedürfnisse der Übenden anpassbar.

Bikram-Yoga

Herkunft: Bikram Choudhury hat für sein „Sauna"-Yoga 24 Asanas und zwei Atemübungen in einer festen Sequenz zusammengestellt.

USP: Dieses schweißtreibende Yoga wird grundsätzlich in stark beheizten Räumen (über 38° C) geübt. Die Übungsserie ist festgelegt und bereits für Anfänger machbar, soweit man die Hitze erträgt. Ein Handtuch, eine Flasche Wasser und luftige Bekleidung sind neben der Yoga-Matte die wichtigsten Utensilien.

Pilates

Herkunft: Der Deutsch-Amerikaner Joseph H. Pilates hat diesen Stil als Übungsprogramm zur Kräftigung der Beckenboden-, Bauch- und Rückenmuskulatur entwickelt und dabei auch auf Yoga-Übungen zurückgegriffen, diese allerdings anders benannt. Einer der bekanntesten Pilates-Anhänger ist Jack Welch, Ex-CEO von General Electric.

USP: Pilates beinhaltet Kraftübungen, Stretching und Atemschulung. Die Übungen werden langsam, konzentriert und fließend ausgeführt. Für Anfänger hat Pilates spezielle Geräte entwickelt, um die Muskelbildung und -dehnung zu erleichtern.

Einen guten Yoga-Lehrer finden

Der Lehrer sollte eine anerkannte Ausbildung haben und über ausreichend Lehrerfahrung verfügen. Wichtig sind insbesondere die anatomischen und physiologischen Kenntnisse. Viele Lehrer sind Mitglied in einem Yoga-Verband oder besitzen zumindest ein Ausbildungszertifikat. Informieren Sie sich über die Verbände und die jeweiligen Aufnahmebedingungen. Der Berufsverband der Yogalehrenden in Deutschland (BDY) verlangt beispielsweise eine zweijährige Ausbildung mit 500 Unterrichtseinheiten.

Der Lehrer sollte geduldig und selbst lernbereit sein und sich regelmäßig fortbilden. Als Übender sollten Sie sich bei Ihrem Lehrer gut aufgehoben, aber auch ausreichend gefordert fühlen. Einen guten Unterricht machen klare und genaue Übungsanweisungen aus. Besonders wertvoll sind individuelle Korrekturen in den Asanas. Geeignete Informationsquellen für Yoga-Lehrer und Yoga-Studios sind das Internet, Volkshochschulen, Yoga-Zeitschriften, Flyer und der Freundeskreis. Probieren Sie ab und an einmal einen neuen Yoga-Lehrer, ein neues Studio oder einen anderen Yoga-Stil aus, um zu überprüfen, ob Sie noch auf dem richtigen Weg sind.

Ideen zum Weiterlesen

Der Buchmarkt bietet viele Anregungen für die eigene Yoga-Praxis. Das Angebot ist eher zu groß als zu klein, so dass es selbst Insidern schwerfällt, die Perlen herauszufischen. Als erste Orientierung haben wir deshalb für Sie einige empfehlenswerte Bücher ausgewählt – mit weiteren Yoga-Tools, neuen Übungsreihen sowie Hintergrundinformationen zur Geschichte und Philosophie von Yoga. Wer sich die Informationen lieber häppchenweise servieren lassen möchte, sollte einen Blick in die Zeitschriften „Yoga Aktuell" und „Yoga Journal" werfen, die zweimonatlich erscheinen. In beiden finden sich Anleitungen zu Asanas, Sequenzen für bestimmte Symptomatiken, Gesundheitstipps und Artikel zur Yoga-Philosophie.

Asanas und Anatomie

Der opulente Bildband „Yoga. Der Weg zu Gesundheit und Harmonie" von B.K.S. Iyengar aus dem Verlag Dorling Kindersley ist allen zu empfehlen, die ihre Asana-Praxis im Selbststudium verbessern wollen. Die Positionen sind großformatig und aus unterschiedlichen Perspektiven fotografiert. Etwa die Hälfte des Buches beschreibt Übungsreihen für bestimmte Symptomatiken, zum Beispiel „Yoga gegen Stress". Iyengar gibt zu jeder Asana nützliche Tipps zum Weiterüben. Außerdem finden sich zahlreiche Beispiele, wie sich mit Hilfsmitteln – seien es Stuhl, Decken oder Gurt – Bewegungseinschränkungen ausgleichen lassen, um leichter in den Asanas zu entspannen.

Der deutsch-kanadische Indologe und Yoga-Experte Georg Feuerstein hat zusammen mit dem Rücken-Spezialisten Larry Payne das Praxisbuch „Yoga für Dummies" geschrieben. Sie stellen eine modulare Übungssequenz vor, die individuell anpassbar ist und sich sehr gut für Anfänger eignet. Die Autoren legen besonderen Wert auf die richtige Atmung während der Asanas. Aus demselben Verlag gibt es davon auch eine Miniausgabe mit den wichtigsten Asanas für unterwegs: „Wohlfühl-Yoga für Dummies".

Wer tiefer in die körperlichen Grundlagen der Asanas einsteigen möchte, sollte sich das Nachschlagewerk „Anatomie des Hatha Yoga" von H. David Coulter aus dem Yoga-Verlag zulegen. Die anatomischen Details helfen dem Übenden, in den Asanas Fortschritte zu machen und bestimmte Symptomatiken gezielter anzugehen. Fotos und anatomische Zeichnungen erleichtern das Verständnis. Speziell für Atemübungen lohnt das Studienbuch „Pranayama" des Bundesverbandes der Yogalehrenden in Deutschland (BDY). Die Autorin Anna Grünwald-Trökes schöpft aus ihrer jahrelangen Übungspraxis mit unterschiedlichen Pranayama-Experten und verrät viele Insidertipps.

Stressmanagement

Jon Kabat-Zinn, emeritierter Professor der University of Massachusetts Medical School, hat ein Komplettprogramm für das Stressmanagement entwickelt, das Elemente von Yoga, Meditation und Aufmerksamkeitstraining miteinander kombiniert. Dieses medizinisch getestete Programm zur Mindfulness-Based Stress Reduction (MBSR) wird auch in Kursen in Deutschland angeboten. Eine gute Einführung bietet das Fischer Taschenbuch „Gesund durch Meditation: Das große Buch der Selbstheilung". Es ist auch für das Eigenstudium geeignet.

Meditation

Stephan Bodians „Meditation für Dummies" ist eines der besten Einführungs- und Übungsbücher zur Meditation. Atembeobachtung, Naturmeditation, Mitgefühl- und Mantrameditation sowie zahlreiche andere Ansätze werden ausführlich besprochen. Mit der beigelegten CD lassen sich die vorgestellten Techniken sofort ausprobieren. Das Buch ist mit 360 Seiten recht umfangreich, doch der Leser verliert dank der grafischen Gestaltung nicht den Überblick. Ganz im Sinne der Yoga-Tools weist der Autor immer auf die konkreten, positiven Wirkungen einzelner Meditationsverfahren hin.

Die moderne Hirnforschung hat eine „rationale" Brücke zur Meditation geschlagen und in zahlreichen Studien nachgewiesen, wie unterschiedliche Meditationstechniken auf der physischen und psychischen Ebene wirken. Die Wissenschafter setzen dazu beispielsweise Gehirn-Scans und Aufmerksamkeitstests ein. Als Einstieg in dieses Thema eignet sich besonders Ulrich Otts „Meditation für Skeptiker" aus dem Verlag Droemer Knaur. Ott führt an der Universität Gießen Untersuchungen an Meditierenden durch, um die Wirkung unterschiedlicher Techniken zu erforschen. Der Autor legt Wert auf wissenschaftliche Genauigkeit, aber auch auf die praktische Umsetzbarkeit im Alltag. In seinem Buch stellt er deshalb konkrete Meditationsübungen vor und zeigt, wie sich die fünf Stufen der Meditation systematisch erreichen lassen.

Auch das Bändchen „Hirnforschung und Meditation: Ein Dialog" aus der Edition Unseld sei an dieser Stelle empfohlen. Das Gespräch zwischen dem Hirnforscher Wolf Singer und dem meditationserfahrenen Molekularbiologen Matthieu Ricard zeigt, dass sich Wissenschaft und Meditation bereits sehr nahe sind. Interessant wird es vor allem dann, wenn sich die Innensicht des Meditierenden mit den Hypothesen des Forschers deckt.

Eine Brücke zwischen Hirnforschung und Meditationspraxis baut auch Heinz Hilbrecht mit seinem Buch „Meditation und Gehirn" aus dem Verlag Schattauer. Er beschreibt die Entwicklungsstufen, die ein Meditierender typischerweise durchläuft, und lotet auch Grenzbereiche wissenschaftlicher Forschung aus. Neben medizinischen Nachweisen zu den positiven Wirkungen von Meditation und Aufmerksamkeitstraining bei Stress und Ängsten bietet das Buch zahlreiche praktische

Ratschläge für Meditierende. So stellt Hilbrecht, der selbst lange Meditationserfahrung hat, eine Technik der Meditation vor, die sich vor dem Einschlafen im Bett üben lässt.

Ergänzend sei noch auf das Buch „Mind & Body" von Johann Caspar Rüegg aus demselben Verlag hingewiesen. Der Heidelberger Physiologe zeigt nicht nur, wie Stress und andere psychologische Einflussfaktoren zu psychosomatischen Erkrankungen führen können, sondern wie umgekehrt neue Denk- und Verhaltensweisen und auch Meditation den Körper positiv beeinflussen – nach dem Motto: Gesundheit beginnt im Kopf.

Geschichte und Philosophie

Wer sich über die Philosophie und Geschichte von Yoga informieren möchte, muss lange suchen, bis er ein Buch findet, das sich objektiv mit den historischen Einflussfaktoren beschäftigt. Ideengeschichtliche Yoga-Bücher sind oft eng auf eine Schule oder einen Lehrer ausgerichtet und teils apologetisch formuliert. Eine empfehlenswerte Ausnahme ist „Die Yoga Tradition" von Georg Feuerstein aus dem Yoga-Verlag. Das umfangreiche Nachschlagewerk stellt Yoga in den Kontext der indischen und vorindischen Geistesströmungen, die diesen Übungsweg im Laufe der Jahrtausende geprägt haben. Ausführlich geht Feuerstein auf die klassische Yoga-Philosophie Patanjalis und auf den für das Hatha-Yoga wichtigen Tantrismus ein. Lesenswert ist auch die systematische Einordnung der Yoga-Philosophie in den Kontext von Buddhismus, Jainismus und Shivaismus. Außerdem enthält das Buch zahlreiche Originaltexte aus der Yoga-Tradition. Die ansprechende Gestaltung lädt zum Schmökern ein.

Patanjalis „Yoga-Sutra" ist für die meisten Yogarichtungen der zentrale Basistext. Auf dem Buchmarkt und im Internet findet sich eine Fülle von Übersetzungen. Doch so unterschiedlich die einzelnen Schulen, so unterschiedlich sind auch die Interpretationen und Übersetzungen der Yoga-Sutra. Wer sich intensiv mit dem Text beschäftigen will, muss deshalb mehrere Übersetzungen parallel lesen. Die Übersetzung von Bettina Bäumer in „Patanjali: Die Wurzeln des Yoga" aus dem Verlag Droemer Knaur (mit Kommentaren von P.Y. Deshpande) ist sehr nahe am Original, die von Sukadev Bretz, dem Gründer von Yoga Vidya, in „Die Yogaweisheit des Patanjali für Menschen von heute" aus dem Verlag Via Nova ebenfalls. Allerdings sind Bretz' Interpretationen etwas abgehoben. Eine zuverlässige Quelle für historische Texte aus dem Yoga-Kontext ist der Verlag der Weltreligionen von Suhrkamp. Die Yoga-Sutra ist hier noch nicht erschienen, aber für die Geschichte und Philosophie von Yoga sind die beiden Bände „Upanischaden" und „Bhagavad Gita" zu empfehlen. Die Upanishaden sind die älteste Sammlung philosophischer Schriften Indiens, und die Bhagavad Gita ist u.a. der wichtigste Text des Hinduismus und führt unterschiedliche Denkrichtungen des Yogas zusammen.

Zum Abschluss noch der Hinweis auf das autobiografische Buch der bekennenden Couch-Potato Milena Moser, die den Hype um Yoga aufs Korn nimmt und auf amüsante Art und Weise zeigt, wie sich Yoga in den Alltag integrieren lässt – oder auch nicht. Mosers „Schlampenyoga" aus dem Heyne Verlag ist eine vergnügliche Lektüre nicht nur für Frauen.

Internet

Das Internet bietet fast alles für Yoga: Von Onlineshops für Yoga-Matten und Meditationskissen über Yoga-Texte als MP3-Dateien bis hin zu Asana-Videos. Yoga Vidya beispielsweise offeriert auf seiner Internetseite yoga-vidya.de Texte, Fotos und kostenlose Video- und Podcasts – auch als App für Smartphones. Daneben ist Yoga-App von Yogaspot empfehlenswert. Sie enthält Fotos, Beschreibungen und Videos mit Asana-Sequenzen in jeder Lebenslage.

Kleines Sanskritwörterbuch

Adho – nach unten gerichtet

Ardha – halb

Asana – Sitz, Position

Bala – Kind

Bhati – Licht

Bhujanga – Schlange

Chatura – vier

Danda – Stock

Eka – ein

Garuda – Adler

Go – Kuh

Hasta – Hand

Indra – Herrscher

Janu – Knie

Matsya – Fisch

Mukha – Gesicht

Mukta – loslassen

Nakra – Krokodil

Karani – Tun

Kapala – Schädel

Pada – Fuß

Padma – Lotus

Pavan – Wind

Paschima – West

Shalabha – Heuschrecke

Shava – Toter

Shirsha – Kopf

Shvana – Hund

Simha – Löwe

Supta – liegend

Surya – Sonne

Tada – Berg

Tan – strecken

Trikona – Dreieck

Ut – intensiv

Utthita – gestreckt

Uijayi – siegreich

Vajra – Diamant

Viparita – umgedreht

Vira – Held

Die Autoren

Eric Czotscher praktiziert seit über 30 Jahren Hatha-Yoga und hat in den vergangenen Jahren Meditation und Aufmerksamkeitstraining als wirksame Tools für sich entdeckt. Yoga ist für ihn ein zuverlässiger Begleiter in allen Höhen und Tiefen des Berufslebens und Alltags, ob als Auslandskorrespondent in Dubai und Istanbul oder als Redaktionsleiter beim F.A.Z.-Institut.

Danja Hetjens entdeckte vor einigen Jahren, dass Yoga einen effektiven Ausgleich zu ihrem Managementalltag bietet, und machte 2010 in Rahmen eines Sabbaticals eine Ausbildung zur Yoga-Lehrerin in Nashik/Indien.